Guía práctica para una lactancia exitosa

Ana M. Parrilla Rodríguez
MD, MPH, FABM

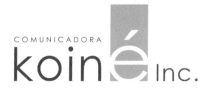

COMUNICADORA
koin é Inc.

San Juan, Puerto Rico
http://www.koinepr.com
787.642.2053

Primera edición, 2001
© Copyright 2001 por Universidad de Puerto Rico
Segunda edición revisada, 2007
© Copyright 2007 por Ana M. Parrilla Rodríguez, MD, MPH, FABM
© Copyright 2007 por Comunicadora Koiné, Inc.
Primera reimpresión, 2011
Segunda reimpresión, 2012
Tercera edición revisada, 2013
© Copyright 2013 por Ana M. Parrilla Rodríguez, MD, MPH, FABM
© Copyright 2013 por Comunicadora Koiné, Inc.

ISBN-13: 978-0-9834966-3-2
ISBN-10: 0-9834966-3-3

Modelos:
    Eva Luna Hickey Figueroa y su madre Emily Figueroa Ortiz
    Karina Álvarez Parrilla y su madre Zharadeen Parrilla Rodríguez
Diseño de portada, vídeo y edición: Juan Carlos Álvarez Lara
Dibujos: Neftalí Cruz

Library of Congress Control Number: 2012940496

Catalogación de la Biblioteca del Congreso
Library of Congress Cataloging-in-Publication Data
Parrilla Rodríguez, Ana M.
Guía práctica para una lactancia exitosa / Ana M.
Parrilla Rodríguez. – 3rd ed., rev.
p. cm.
Includes bibliographical references.
ISBN-13: 978-0-9834966-3-2 (alk. paper)
ISBN-10: 0-9834966-3-3 (alk. paper)
1. Breastfeeding. 2. Lactation. I. Title.
RJ216 .P375 2007
613.2'69–dc21   2012940496

Impreso en Colombia por Dvinni S.A.
Printed in Colombia by Dvinni S.A.

Contenido

CONTENIDO

Figuras

Introducción

Sabemos con la gran ilusión que esperas a tu bebé y los deseos que tienes de ofrecerle lo mejor de ti. Sientes sus movimientos, sueñas cómo será y esperas con emoción el momento de verlo y tenerlo en tus brazos. Probablemente, has estado buscando información sobre el embarazo, el parto y la lactancia. Sabes que darle el pecho a tu bebé es la forma natural y mejor de alimentarlo y que los beneficios que la leche materna les brindará a él y a ti no podrán ser igualados por la alimentación artificial; sin embargo, te preguntas si podrás lograrlo, te surgen dudas y te gustaría saber qué tienes que hacer para que todo les vaya bien. Hemos actualizado y ampliado esta tercera edición de la *Guía práctica para una lactancia exitosa* pensando en ti. Muchos cambios buenos han ocurrido desde la primera edición. Las madres han estado creando conciencia de la importancia de la lactancia para ellas y sus hijos e hijas, las familias también reconocen este valor. Se está valorando más la lactancia como una manera diferente de criar ya que propicia el apego y el vínculo mamá-bebé tan importante en el desarrollo del niño. Lamentablemente, otras cosas no han mejorado. El cumplimiento de las leyes que protegen la lactancia, las prácticas hospitalarias que afectan el inicio de la lactancia, el desconocimiento de muchos profesionales sobre el manejo clínico de la lactancia y la apatía de nuestras instituciones hospitalarias para convertirse en Hospitales Amigos de la Niña y el Niño, solo para mencionar algunas. Una de las cosas que ha afectado el inicio de la lactancia dramáticamente es la medicalización del parto. En los últimos diez años las tasas de cesáreas han llegado a niveles que nunca imaginamos. Los procedimientos obstétricos sin justificación y el parto como un acto de violencia contra la mujer y su bebé afectan innecesariamente la lactancia materna. Es por todo esto que en esta edición hemos reforzado la importancia de apoderarte de tu embarazo, para que tomes control de tu parto y tu lactancia.

Esperamos, a través de estas páginas, ayudarte a que tengas un buen comienzo en el amamantamiento y ofrecerte algunos consejos para las primeras semanas después del parto. Aquí, encontrarás información sobre los beneficios de la lactancia, los mitos, la preparación, la colocación del bebé en el pecho, cómo saber si produces suficiente leche, la crianza de apego, entre otros. Te orientamos también sobre la selección del pediatra y qué debes dialogar con tu obstetra para tener un parto natural.

Quizás, esta información no sea suficiente para tu situación particular y, tal vez, necesites mayor orientación y ayuda. Si en algún momento te surgieran dudas, preguntas o necesitaras información especial, consulta a un profesional de la salud especialista en lactancia y visita los grupos de apoyo para madres lactantes. Te deseamos: ¡buen parto y una lactancia exitosa!

Nota aclaratoria:

Creemos firmemente en la sensibilidad hacia el género femenino. La mujer, sin importar su edad, debe ser considerada, nunca debe pasar inadvertida, sin embargo, para hacer más fácil la lectura de este texto, usamos "la" para la mamá y "él" para el bebé, sabiendo que vienen en ambos sexos.

1

¿Por qué es importante darle el pecho a tu bebé?

Tanto la Academia Americana de Pediatría como la Organización Mundial de la Salud recomiendan que los bebés sean amamantados exclusivamente (sin agua, jugos o leche artificial) durante los primeros 6 meses de vida, y que luego de introducir los alimentos sólidos adecuados, se les continúe amamantando, por lo menos, hasta su primer o segundo año de vida. Los beneficios que la lactancia les dará a tu bebé y a ti son únicos. La leche materna es el alimento ideal para él. Le proveerá anticuerpos que lo protegerán contra muchas enfermedades. De hecho, estos anticuerpos, a menudo, aparecen primero en la leche materna antes de que se puedan detectar en la sangre de la madre. La leche materna también contiene células blancas que producen anticuerpos que se "comen" a las bacterias. Estas y otras propiedades inmunes que se encuentran en la leche materna están ausentes en la alimentación artificial con biberón. Al día de hoy, nadie ha descubierto la manera de añadírselas.

Los nutrientes que tiene la leche materna están en las proporciones exactas para tu bebé; las proteínas, las grasas y los carbohidratos son de naturaleza humana, lo que facilita su asimilación, además, lo protegen contra alergias. Cada mamá produce la leche específica para su bebé. Por eso, si tienes un bebé prematuro, tu cuerpo producirá una leche específica para cubrir sus necesidades. Darle el pecho a tu bebé permite una cercanía especial con él. El contacto piel a piel favorece el desarrollo de una unión más estrecha entre ambos. La alimentación artificial, por el contrario, altera este vínculo de unión entre la madre y su bebé. Cuando un infante es amamantado, desarrolla una relación con su madre que es considerada por muchos expertos como uno de los lazos humanos más fuertes. Probablemente, te han dicho que puedes lograr lo mismo alimentándolo con un biberón, pero lo cierto es que a través de tus pechos esta relación es mucho más estrecha. Como amamantar es una manera diferente de crianza, encontrarás que los patrones convencionales muchas veces no se ajustan a la manera que has escogido para criar a tu hijo. Esta forma de criar tan particular, te aseguro, redundará en el futuro en un ser humano más seguro de sí mismo, espontáneo e independiente.

No sólo vas a tener un bebé más inteligente (los niños que fueron lactados tienen aproximadamente 8 puntos más de IQ que los niños que fueron alimentados con leche artificial), sino más saludable. Muchas personas piensan que alimentar a un bebé con leche artificial o "fórmula", como se conoce comúnmente, es igual o casi igual que darle el pecho. De hecho, los fabricantes de leche artificial mercadean su producto como algo seguro y nutritivo porque se fabrica en laboratorios científicos regulados por el gobierno federal. Lo que no dicen los fabricantes de leche artificial es que hay cientos de estudios científicos que asocian la alimentación artificial con bebés que se enferman más y tienen un riesgo mayor de muerte, mayores manifestaciones de alergias y deficiencias en el aprendizaje, y que se han reportado excesos, deficiencias y omisiones de ingredientes en su elaboración. La alimentación artificial, además, está asociada a disturbios cardiorespiratorios, problemas en el desarrollo oral y altos gastos para la familia.

Los bebés que se alimentan con leches artificiales están expuestos al desarrollo de intolerancia a estas. Algunos llegan a necesitar la eliminación completa de las fórmulas debido a que no toleran ninguna y necesitan cuatro y cinco cambios de leche en sólo las primeras semanas de vida. Uno de los problemas más serios que tenemos en Puerto Rico, cuando se compara con otros países del mundo, es la gran cantidad de niños que desarrolla diabetes juvenil; problema asociado a la alimentación con leche artificial.

En los EE.UU. los ingredientes de las fórmulas para infantes están regulados a través de la Ley de Fórmulas para Infantes de 1980. Esta ley se creó luego de que 20,000 a 50,000 infantes fueran expuestos a fórmulas deficientes en cloruro entre los años 1978 a 1979. Esta ley ha permitido el monitoreo de la preparación de las fórmulas en los EE.UU. Desde entonces se ha tenido que retirar fórmula del mercado decenas de veces por omisiones de ingredientes, alteraciones de ingredientes, o contaminación bacteriana. Se han encontrado contaminantes tales como bacterias, cristal y metal, entre otras. Sobre todo, debes saber que las fórmulas de leche artificial en polvo no son productos estériles. Estas fórmulas se tratan con calor durante su procesamiento pero no se someten a temperaturas altas el tiempo suficiente como para que el producto final esté comercialmente estéril.

Un informe científico del Instituto Cornucopia de enero de 2008 señala que el DHA (ácido docosahexaenoico) y el ARA (ácido araquidónico), añadidos a las fórmulas para infantes, se extraen de algas fermentadas y hongos usando un tóxico químico llamado hexano. El hexano es una sustancia que es derivada de la gasolina y la Agencia de Protección Ambiental (EPA) la clasifica como un contaminante tóxico. Estos aceites manufacturados, que son estructuralmente diferentes a los que se encuentran naturalmente en la leche materna, se conocen como DHASCO (*docosahexaenoic acid single cell oil*) y ARASCO (*arachidonic acid single cell oil*). Existe evidencia científica de que los DHA y ARA de la leche materna SI son beneficiosos para el desarrollo del cerebro y la visión. Sin embargo, los científicos y los pediatras están cuestionando el uso del DHASCO y ARASCO en las fórmulas para infantes ya que no se ha podido probar consistentemente y concluyentemente que estos beneficios se observen en los niños que reciben estas fórmulas. La Agencia Federal de Drogas y Alimentos (FDA) no ha aprobado o afirmado que estas sustancias sean seguras. FDA hace notar que hay estudios que reportan muertes inesperadas entre los infantes que consumen estas fórmulas suplementadas con DHASCO Y ARASCO. Estas muertes se atribuyen al síndrome de muerte súbita (SIDS, por sus siglas en inglés), sepsis y enterocolitis necrotizante. Algunos estudios reportan además diarreas, flatulencia, ictericia y apnea. Veamos los riesgos de la alimentación artificial o fórmula.

Los bebés a los que NO se les da el pecho:

* se enferman más, y cuando lo hacen, la condición es más severa;

* tienen más hospitalizaciones y más probabilidad de muerte;

* en números, tienen:

    o   36 % mayor riesgo de sufrir diarreas,

    o   69 % mayor riesgo de tener enfermedades gastrointestinales inflamatorias,

    o   77 % mayor riesgo de infecciones de oídos y dos veces más en riesgo de recurrencias en estas,

    o   30 % mayor riesgo de enfermedades respiratorias del tracto superior,

    o   28 % más riesgo de pulmonías,

    o   74 % más riesgo de asma,

    o   26 % más riesgo de bronquiolitis causadas por virus respiratorio sincitial (VRS),

    o   26 % más riesgo de sufrir enterocolitis necrotizante (NEC),

    o   84 % más riesgo de dermatitis atópicas,

5

- o 76 % más riesgo de obesidad,

- o 71 % más probabilidad de desarrollar diabetes tipo 1 y 61 % más riesgo de desarrollar diabetes tipo 2,

- o 80 % más riesgo de desarrollar leucemia,

- o 60 % más riesgo de Síndrome de Muerte Súbita o muerte de cuna,

- o 48 % más riesgo de enfermedad celiaca,

- o mayor riesgo de infecciones de orina,

- o están menos protegidos contra sarampión y otras enfermedades contagiosas,

- o carecen de un crecimiento y desarrollo neurológico óptimo,

- o más problemas de aprendizaje y de comportamiento,

- o menor desarrollo cognoscitivo y aprovechamiento académico,

- o mayor probabilidad de sufrir maltrato.

La mamá que NO da el pecho:

- ✦ tiene menor confianza en sí misma y una autoestima más baja,

- ✦ su útero no regresa al tamaño natural más rápidamente,

- ✦ pierde más lentamente el peso ganado durante el embarazo,

* tiene que calentar leche en la madrugada, limpiar y esterilizar biberones,

* no se beneficia de un método natural de espaciamiento de los nacimientos,

* tiene un riesgo mayor de desarrollar cáncer del seno, ovarios y endometrio,

* sufre más de osteoartritis y osteoporosis en la vejez,

* tiene más probabilidades de padecer de diabetes,

* necesita más insulina, si es diabética,

* tiene mayor riesgo de artritis reumatoide,

* aumenta el riesgo de alta presión, colesterol y enfermedad cardiovascular en la menopausia;

* aumenta su riesgo de infartos al corazón;

* tiene más probabilidades de desarrollar depresión y estrés en el posparto;

* tiene una pérdida de peso menor en el posparto;

* tiene mayor probabilidad de enfermedad de la vesícula biliar;

* gasta mucho dinero ($$$).

Como ves, amamantar es un asunto serio de promoción de la buena salud y prevención de enfermedades, no es meramente una decisión. Dar el pecho, además, es la manera más fácil y conveniente de alimentar a tu bebé. La leche materna está siempre disponible, a la temperatura correcta, no necesita mezcla o esterilización. Aún más, es gratis. Los gastos para una familia que tiene un bebé alimentado artificialmente pueden ser de miles de dólares si tomamos en consideración el costo de la fórmula, las visitas al médico, los medicamentos y otras posibles complicaciones. Lo que se ahorra una familia con la lactancia le permitirá invertirlo en otras necesidades.

El riesgo mayor que presenta la alimentación artificial es la promoción incorrecta que se hace de que es igual que el amamantamiento. Cuando tomamos decisiones sobre la alimentación de nuestros hijos, es importante conocer cuáles son las alternativas reales. Para la Organización Mundial de la Salud y la UNICEF (Fondo de las Naciones Unidas para la Infancia) estas alternativas de alimentación deben ser:

1. la leche de su madre a través de los pechos,

2. la leche de su madre extraída y ofrecida al bebé por algún método,

3. la leche de otra madre donada (siempre y cuando se pueda garantizar que está libre de infecciones, como la leche de bancos de leche) y

4. la leche artificial.

Es imposible comparar la primera alternativa con la cuarta. Lo segundo mejor para tu bebé, después del amamantamiento, no es la fórmula, sino la leche materna. Nuestras decisiones no deben basarse en información incorrecta o en falta de información, así como propaganda hecha para vendernos algo. Nuestras decisiones deben hacerse basadas en la investigación científica y la información correcta.

Ahora que sabes todo esto, *¿verdad que dar el pecho es lo mejor para tu bebé?*

2

Algunos mitos sobre la lactancia materna

A través de los años, con la pérdida del amamantamiento como norma cultural de alimentación de nuestros bebés e infantes, han surgido ideas erróneas sobre la lactancia materna. Estas ideas o mitos contribuyen a que muchas madres no amamanten a sus hijos o se decidan por un destete temprano.

A continuación, enumeramos algunos de los mitos más comunes y la verdad sobre estos:

MITO: El amamantamiento es algo natural e instintivo que no requiere de ninguna preparación.

VERDAD: El amamantamiento no es un acto natural ni instintivo, es algo que se aprende. Para amamantar a tu bebé con éxito, necesitas buscar información y orientación correctas sobre lactancia materna y asistir a grupos de apoyo y charlas de lactancia que te darán los conocimientos y herramientas que necesitas, sobre todo, durante las primeras semanas.

MITO: Amamantar es difícil.

VERDAD: Es verdad que sólo tú puedes amamantar a tu bebé, pero no hay duda de que amamantar es más fácil que estar preparando fórmula y alimentando con biberón, especialmente en las noches y madrugadas.

MITO: Amamantar es doloroso.

VERDAD: Tus pezones pueden estar algo sensibles los primeros días, pero amamantar no debe doler. Aun cuando el niño tenga dientes, esto no causa molestia o dolor a la madre. Si en algún momento sientes dolor, usualmente, es signo de mala posición o alguna condición en los pezones o pechos.

MITO: Las madres muy nerviosas no pueden amamantar a sus bebés.

VERDAD: Las hormonas que se liberan durante el amamantamiento ayudan a la madre a relajarse. El contenido de leche de una madre no se afecta si ha estado disgustada o ha sufrido algún problema.

MITO: Amamantar la mantendrá muy atada a su bebé.

VERDAD: El amamantamiento permite que el bebé y tú puedan moverse a cualquier sitio con facilidad. Tu leche siempre estará lista y disponible para ofrecerla a tu hijo. Además, si quisieras salir sin el bebé, regresar a la escuela o al trabajo, extraerse leche y almacenarla es un proceso fácil.

MITO: No es posible amamantar si tus pechos son demasiado pequeños o muy grandes.

VERDAD: El tamaño del seno no determina la cantidad de leche que se produce. Esto lo determina, entre muchos otros factores, la cantidad de tejido glandular. Los senos son grandes o pequeños dependiendo de cuánto tejido graso contengan y no al número de glándulas productoras de leche.

MITO: Amamantar hará que se te caiga el busto.

VERDAD: Los cambios del embarazo son los que alteran la forma de tus pechos y estos dependen mucho de tu tipo de busto y de factores de herencia.

MITO: La lactancia hará más difícil el que puedas perder peso.

VERDAD: Por el contrario, la madre que amamanta reduce de peso más rápidamente puesto que la producción de la leche requiere el gasto de unas 500 calorías diarias aproximadamente.

MITO: Cuando amamantas, tienes que eliminar de tu dieta muchos alimentos que le pueden hacer daño al niño.

VERDAD: La mayoría de las madres no tiene que hacer ningún cambio en la dieta. Eliminar alimentos como la cebolla y el ajo, porque afectan el sabor de la leche, no es necesario, ni cierto.

MITO: No es posible que amamantes a tu bebé y trabajes fuera del hogar.

VERDAD: La lactancia materna y el trabajo fuera del hogar son compatibles. Muchas madres trabajan y amamantan a sus bebés con éxito. La lactancia permite que la madre se sienta más cerca de su bebé y hace más fácil la separación de ambos.

MITO: A los bebés amamantados hay que suplementarlos con agua, jugo y fórmula.

VERDAD: Los bebés alimentados con leche materna **no** necesitan otra bebida o comida por los primeros 6 meses de vida. También es cierto que no necesitan suplementos de fluoruro y, a la mayoría, tampoco hay que darle suplementos de vitaminas.

MITO: La lactancia no permite que el padre y la familia se involucren en el proceso y los hace sentir alejados del bebé. **VERDAD:** El padre y la familia son parte muy importante para lograr éxito en la lactancia. La madre necesita apoyo, que puede ser ofrecido por estos en un sinnúmero de formas.

Buscar información correcta sobre la lactancia materna y el amamantamiento es vital para conocer y combatir muchos de estos mitos.

3

¿Cómo son tus pechos?

Durante el embarazo, con la ayuda de varias hormonas, tus pechos se preparan para producir leche. Notarás que cambian de tamaño, lo que te indica que se están preparando para cuando comiences a alimentar a tu bebé.

Tus pechos internamente contienen varias estructuras que incluyen tejido glandular, tejido de sostén o conectivo, grasa y los ductos. La cantidad de tejido glandular es la que determina tu capacidad de almacenamiento de la leche. Las madres que tienen menos tejido glandular tienen una capacidad de almacenamiento de leche menor, pero durante el día producen la misma cantidad de leche que las que tienen mucho tejido glandular. El tamaño de tu pecho está determinado por la cantidad de grasa que tenga. No importa el tamaño de tu pecho, ya sea A o DD, tu capacidad de producir leche será buena ya que la producción de leche no está determinada por la cantidad de grasa que tengas.

El tejido conectivo es lo que le da sostén al pecho y lo une a los músculos de la pared del tórax. Los ductos llevan la leche de las glándulas al pezón. La areola es la parte más oscura del pecho. En esta se encuentra el pezón. El tamaño del pezón y la areola varía de mujer a mujer y, en la mayoría de las veces, no afecta tampoco el amamantamiento. Cuando el bebé se pega al pecho, toma la mayoría de la areola en su boca. No es correcto decir que el bebé se pega al pezón; lo correcto es decir que se pega al pecho. Por lo tanto, el tamaño o la forma del pezón no deben afectar cómo el bebé se pegue (ver sección "Los pezones invertidos").

En la areola, puedes ver unas protuberancias oscuras que se llaman los tubérculos de Montgomery. Son unas glándulas que se agrandan durante el embarazo y la lactancia y secretan una sustancia que mantiene limpio tu pecho y evita que se reseque. No es necesario, por lo tanto, lavarte los pechos antes de lactar pues esta sustancia los mantiene libres de gérmenes. De hecho, lo que no debes hacer, precisamente, es lavar el área de la areola o el pezón con jabón para que no quites esta secreción.

Durante el embarazo, la areola se va poniendo más oscura, aunque esto se aclarará poco a poco después del embarazo. Se cree que este color oscuro de la areola facilita que el bebé la pueda distinguir y se pegue al pecho. Detrás de la areola, dentro de tus pechos, corren los ductos que traen la leche desde las glándulas o los alvéolos. Cada pecho tiene alrededor de unos nueve ductos que terminan en aberturas en el pezón. Los ductos y los alveolos están cubiertos de células musculares que se contraen para que la leche salga.

Tienes todo el equipo necesario para producir la leche que tu bebé necesita, en muy raras ocasiones la anatomía mamaria está alterada, pero aún así la mayoría de las veces se puede producir suficiente leche.

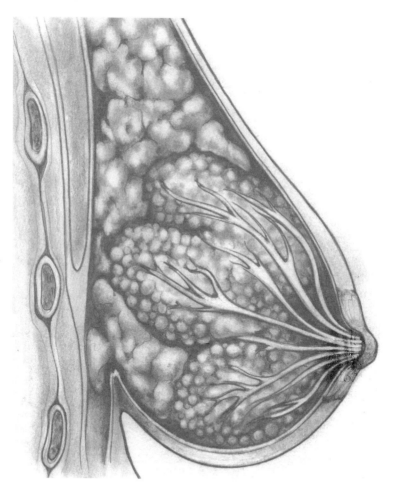

Figura 1: Diagrama del pecho

4

¿Cómo funcionan tus pechos?

Existen dos hormonas responsables de la producción y salida de la leche: la prolactina y la oxitocina. La prolactina es la hormona responsable de que la leche se fabrique en el tejido glandular del pecho. La oxitocina es la hormona que actúa para que las células musculares que cubren estas glándulas se contraigan y salga la leche. Cuando el bebé se pega al pecho, la succión de este envía un mensaje al cerebro de su mamá y se libera la hormona prolactina. La prolactina, entonces, actúa en el tejido glandular y se comienza a producir la leche. Pasado alrededor de un minuto de que el bebé esté pegado en el pecho, la succión continua envía otro mensaje al cerebro y este libera oxitocina. La oxitocina actúa sobre las células musculares del alveolo, las contrae y comienza a salir la leche. Esto se conoce como el "reflejo de bajada". Puedes notar que también va a comenzar a salir leche del otro seno, lo que es normal.

Durante el embarazo, aunque tienes los niveles altos de prolactina, no produces leche porque existe otra hormona, la progesterona, que no permite que la prolactina tenga efecto. Una vez tienes a tu bebé, los altos niveles de prolactina son los responsables de que empieces alrededor del tercer día a producir grandes cantidades de leche. La leche que vas a producir los primeros días se llama calostro. El calostro es muy importante para tu bebé porque tiene muchos anticuerpos que lo protegen de enfermedades, sobretodo, durante el primer mes de vida. El calostro también es un laxante que permite que el bebé elimine toda la primera excreta conocida como meconio. Esto es importante pues evitará que se ponga amarillito los primeros días.

A partir del tercer día, comienza a producirse una leche que se llama "leche transicional" y, alrededor del día diez después del parto, la leche se conoce como "leche madura". Esta contiene más grasa. La cantidad de leche que produzcas no sólo está determinada por las hormonas. De hecho, lo más importante es lo que se conoce como control autocrino que depende de cuánta leche saque el bebé del pecho. *Mientras más leche se saca, más leche se produce.* Si no pegas a tu bebé al pecho inmediatamente después del parto, si no toma del pecho frecuentemente, si la succión del bebé no es fuerte, el pecho recibe el mensaje de que no necesita producir más leche ya que no se está sacando. Unas substancias llamadas péptidos de supresión hacen que te disminuya la producción de leche gradualmente. Por esto pegar al bebé en el pecho frecuentemente, desde el momento del parto, es muy importante para iniciar y mantener una buena producción de leche.

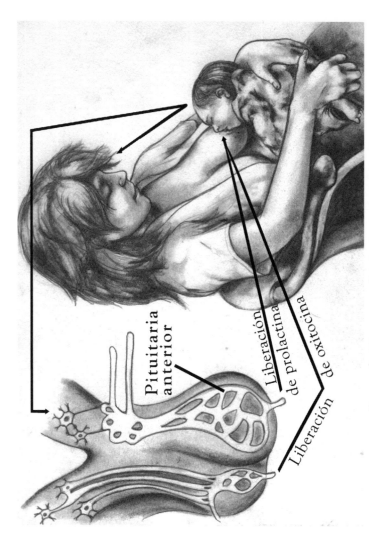

Figura 2: Diagrama fisiología de la lactancia

¿Cómo prepararte para amamantar a tu bebé?

Hace sesenta años, ninguna mujer se preguntaba si había que prepararse para amamantar a su bebé. La lactancia era parte natural del ciclo reproductivo y lo culminaba. A través de madres, tías y hermanas se aprendía desde pequeña el arte del amamantamiento. Con el pasar de los años, la alimentación con biberón se hizo la norma cultural de alimentación de infantes. Nuestras madres probablemente no amamantaron y muchas de nosotras quizás nunca hemos observado a un niño alimentándose del pecho de su madre. Por esto, algunas recomendaciones para tener éxito en el amamantamiento son:

- ◆ *Buscar información y orientación sobre el tema.* En una sociedad en la cual, por desgracia, nuestros familiares, amigos y la gran mayoría de los proveedores de servicios de salud desconocen sobre el manejo de la lactancia, es indispensable reconocer qué cosas afectarán el inicio y establecimiento de la misma. Orientarte bien sobre el tema de la lactancia te ayudará a reafirmar tu deseo de amamantar, reconocer su importancia y prevenir posibles dificultades. Debes asistir a una buena charla introductoria sobre el tema y, mensualmente, participar en un grupo de apoyo para madres lactantes desde tu embarazo.

◆ *Debes observar y familiarizarte, antes del parto, cómo colocar al bebé correctamente en el pecho materno.* La mala posición del bebé en el pecho puede producir pezones agrietados, hinchazón de los pechos, succión incorrecta y bajo suministro de leche, lo que te puede llevar a suspender temprano e innecesariamente la lactancia. Observa mujeres dando el pecho, sobre todo usando las posiciones reclinadas. Coloca a tu bebé sobre tu pecho desnudo la primera hora después del parto para comenzar a establecer ese vínculo tan especial que lo guiará hacia su primera succión en tu pecho.

◆ *Toma unas clases de preparación para el parto con tu pareja.* No esperes al último trimestre para educarte sobre el embarazo y el parto. El parto tiene una influencia muy grande en el inicio de la lactancia. La oxitocina, la hormona del amor, llamada así porque es la responsable del orgasmo, el parto y la expulsión de la leche en la lactancia, se afecta con prácticas del parto deshumanizadas. Debes asistir a clases de preparación para el parto que te brinden información para que puedas tomar decisiones informadas sobre tu embarazo y parto. No tomes clases que se den en una o dos sesiones, esas clases no te dan tiempo para asimilar la información ofrecida, contestar dudas y preguntas y buscar alternativas para que tú decidas con quién, cómo y dónde quieres parir.

* *Es sumamente importante buscar un pediatra que conozca sobre el manejo de bebés lactados y que te pueda ayudar efectivamente brindándote apoyo durante todo el proceso.* Debes hacerle una visita durante tu embarazo e indagar si apoya las prácticas que favorecen el inicio y duración del amamantamiento tales como: no dar a los recién nacidos agua, glucosa o fórmula; permitir el alojamiento en conjunto; no recetar medicamentos que afecten tu lactancia; no regalar muestras de fórmula; no quitar el pecho a los bebés porque estén amarillos, no recomendar el uso de leche artificial siempre que ocurre un problema, entre otros.

* *Es de suma importancia reconocer, durante tu embarazo, los recursos en la comunidad que pueden ayudarte a tener éxito amamantando* y no olvidar recurrir a ellos si surge cualquier inconveniente. Haz un listado en el embarazo de educadoras del parto, doulas, parteras, pediatras, educadoras y consultoras de lactancia, grupos de apoyo para madres embarazadas y lactantes, grupos cibernéticos de ayuda.

Los problemas que se presentan durante la lactancia son, por lo general, transitorios y fáciles de solucionar si se trabajan inmediatamente. Oriéntate, asiste a charlas y grupos de apoyo para madres lactantes, lee sobre el tema, selecciona un pediatra y un hospital que apoye tu lactancia y busca ayuda inmediatamente si tienes alguna dificultad.

6

¿Cómo buscar un pediatra que te apoye?

Según la Academia Americana de Pediatría, el pediatra juega un papel crítico en la defensa y apoyo de la madre y su bebé para que logren una lactancia exitosa. Este no solo debe educar sobre la lactancia materna sino también promover unas prácticas clínicas que la apoyen haciéndose conocedor del manejo de la lactancia materna y el amamantamiento y desarrollando las destrezas necesarias para evaluar lo adecuado de la lactancia.

Es vital que busques el pediatra que atenderá a tu bebé asegurándote de que sea conocedor del manejo de bebés lactados y no meramente diga que es "prolactancia". La selección de este debes hacerla antes del parto. Asistir a una visita prenatal con el pediatra te permitirá conocerlo y entrevistarte con él. Si no haces esto, probablemente te asignarán un pediatra en el hospital, quien tal vez no apoye realmente tu deseo de amamantar. Te ofrecemos algunas preguntas que debes hacerle al pediatra para saber si te ayudará a tener una lactancia materna exitosa:

1. **¿Qué beneficios tiene la lactancia materna para mi bebé y para mí?** Debe explicarte los beneficios de la lactancia materna y no debe decirte que amamantar es lo mismo que dar fórmula, además debe explicarte los riesgos de la alimentación artificial o fórmula.

2. **¿Qué cree él (ella) sobre pegar al bebé al pecho en la sala de partos?** Debe informarte de la importancia de que coloques a tu bebé sobre tu pecho inmediatamente después del nacimiento, lo pegues al pecho dentro de los primeros 60 minutos después del parto y ayudarte para que puedas lograrlo.

3. **¿Cada cuánto tiempo amamanto a mi bebé?** Debe recomendarte que amamantes a tu bebé cada vez que este quiera.

4. **¿Qué piensa él (ella) sobre el alojamiento en conjunto?** Debe animarte a que hagas alojamiento en conjunto, o sea, que tu bebé se quede contigo en el cuarto del hospital todo el tiempo.

5. **¿Acostumbra suplementar a los bebés lactados con agua o fórmula?** Debe informarte que tu bebé no necesita de agua o fórmula a menos que exista una razón médica para ello. Además, explicarte que tu bebé no necesita nada más que tu leche hasta alrededor de los seis meses de edad y no recomendarte suplementos a menos que exista evidencia médica de que tu bebé lo necesita.

6. **¿Recomienda el uso de mamaderas o chupetes?** Debe explicarte sobre la confusión de mamadera y recomendarte que no uses biberones o chupetes, por lo menos, durante las primeras 4 a 6 semanas de tu bebé, ofreciéndote otras alternativas como el vasito, el gotero o la cuchara, de ser necesarios.

7. **¿Qué piensa sobre cargar al bebé cuando llora?** Debe explicarte que está bien que cargues mucho a tu bebé, no lo dejes llorar y atiendas sus necesidades inmediatamente. Además, decirte que tu bebé a veces quiere el pecho, no porque tenga hambre, sino porque quiere que lo consueles o quiere dormirse en tu regazo, lo cual es parte del proceso de crianza al pecho.

8. **¿Dónde puedo buscar ayuda?** Debe referirte a grupos de apoyo de lactancia y a especialistas en lactancia humana sobre todo después de dar de alta al bebé del hospital y siempre que necesites ayuda adicional sobre lactancia.

9. **¿Qué te recomendará si tu bebé o tú se enferman?** Debe sugerirte que no dejes de amamantar si tienes problemas con la lactancia o si tú o tu bebé están enfermos.

10. **¿Hasta cuándo recomienda que se amamante a un infante?** Debe animarte para que alimentes al pecho a tu bebé, por lo menos, hasta el año de edad. Debe explicarte que amamantar después del año es importante para tu bebé, y que no es cierto que los niños no deban o no necesiten ser amamantados después del año.

11. ¿Cuándo verá a mi bebé luego del alta del hospital? Según la Academia Americana de Pediatría todo infante recién nacido debe tener una evaluación por su pediatra de los 3 a 5 días de nacido, lo cual está dentro de las 48 a 72 horas luego del alta del hospital. De surgir algún problema con la lactancia el infante debe evaluarse cada semana hasta que se resuelva el mismo y el pediatra debe apoyar las prácticas que evitan la suplementación con fórmula que no esté médicamente indicada.

El pediatra de tu bebé debe ser tu aliado durante todo el proceso de amamantamiento y crianza. No debe darte muestras de fórmula o literatura de productos afiliados a la fórmula tales como mamaderas, biberones, chupetes, comidas para bebés o agua para bebé. Tiene que ser una persona accesible, flexible y facilitadora de todo el proceso y sobre todo debe proteger la lactancia.

7

¿Hará tu obstetra lo máximo para que tengas un parto natural?

E l tipo de parto que tengas puede afectar el inicio de la lactancia a tal grado que impida que amamantes a tu bebé exclusivamente y por un periodo prolongado.

Es por ello que queremos incluirte algunas sugerencias ofrecidas por el doctor José J. Gorrín Peralta, obstetra-ginecólogo y especialista en Salud Pública de la Madre y el(la) Niño(a), sobre cómo conseguir un obstetra que te ayude a tener un parto natural para que no se afecte negativamente el inicio de la lactancia.

A la hora de escoger el obstetra a quien confiará usted su salud y la de su bebé por nacer, existe preocupación en un número cada vez mayor de mujeres en cuanto al uso excesivo e innecesario de la tecnología, la realización de cesáreas, inducciones, y otros procedimientos invasivos sin indicación aceptada; además, sobre la pérdida de protagonismo de la mujer en la toma de decisiones y en la realización de un parto natural. A continuación, le sugerimos información que usted debe obtener del obstetra:

◆ *¿Qué por ciento de sus partos termina por cesárea?* No debe aceptar contestaciones como "No sé", "un por ciento bajito", etc. El por ciento promedio de cesáreas en Europa es alrededor de 12 a 15. En la actualidad, Estados Unidos tiene una tasa de cesáreas de 32.8 % (preliminar 2010). En Puerto Rico, el 46.2 % de los partos terminó por cesárea en el año 2010. Esta tasa es inaceptable, significa que se están haciendo muchas cesáreas innecesarias, y la evidencia científica ha demostrado que cuando la tasa de cesáreas en un país sube sobre 15 %, y mientras más suba, la cesárea hace más daño que bien.

◆ *¿Qué piensa su obstetra del parto vaginal en pacientes cuyo parto anterior fue por cesárea?* Si le contesta meramente: "No creo en eso", debe usted pedirle que le dé sus razones para esa posición. Es la obligación del médico proveerle a la paciente toda la información necesaria para que esta pueda tomar decisiones informadas en cuanto a su salud. Si le menciona riesgos al intentar un parto vaginal, debe también explicarle los riesgos de una cesárea electiva. En la mayor parte de los casos, el riesgo para usted y su bebé al intentar un parto vaginal no es mayor que el riesgo de someterse a una cesárea electiva. Si ya le hicieron una cesárea, es de gran importancia que usted haga todo lo posible por evitarse una segunda cesárea. Los riesgos para la madre y el bebé aumentan dramáticamente a mayor número de cesáreas que usted tenga. De modo que evitar la segunda cesárea es de beneficio para el segundo bebé, así como para otros bebés que usted pueda tener más adelante. En aquellos casos en que es necesaria una segunda cesárea electiva, esta no debe hacerse antes de haberse completado 39 semanas de embarazo, para evitar complicaciones respiratorias al bebé. Si el médico se niega a darle esa información, o se niega a honrarle su derecho a intentar un parto vaginal después de una cesárea, de no haber contraindicaciones válidas, debe usted cambiar de proveedor de atención a su embarazo y parto. No es aceptable que el médico tome las decisiones por usted.

◆ *¿Qué por ciento de sus pacientes, que ha tenido un parto por cesárea, tiene un parto vaginal en el próximo embarazo?* El Colegio Norteamericano de Obstetras y Ginecólogos (ACOG) establece que entre 60 y 80 % de las pacientes con cesárea pueden tener su próximo bebé por vía natural.

◆ *¿Cuál es el por ciento de partos inducidos en su práctica?* La inducción del parto, o sea la provocación del comienzo del parto por métodos artificiales, es una estrategia a la que debe recurrirse solamente cuando existe una razón médica válida. Nunca debe inducirse un parto por conveniencia del médico, y ni siquiera por capricho o conveniencia de la madre. La Organización Mundial de la Salud recomienda que ningún país tenga más de 10 % de partos inducidos. En Puerto Rico el Departamento de Salud encontró en 2005 que se inducen casi 60 % de los partos, 6 veces más que lo recomendado. La inducción de un parto lo convierte en un parto de alto riesgo, pues está asociado a una serie de complicaciones potenciales para la madre y para el bebé. Solamente, cuando existe una situación que somete a la madre y/o al bebé a un riesgo mayor de continuar el embarazo, es que debe considerarse inducir el parto. Todas las técnicas para inducir o provocar el parto están asociadas a problemas potenciales, aun cuando se apliquen correctamente. El riesgo de que su parto termine en una cesárea es por lo menos dos veces más alto si le inducen el parto. Si su médico le habla del "parto programado" debe usted saber que eso significa que le quiere inducir el parto. De no haber una razón médica válida que se le explique a su satisfacción, debe usted rechazar esa opción. Aún en casos de indicación médica válida, se debe discutir con usted ampliamente el método a utilizarse, las dosis de los medicamentos a usarse, las alternativas para la inducción, y las consecuencias de inducirlo versus no inducirlo. La información debe presentarse con apoyo de evidencia científica y sin elementos subjetivos. Nunca debe usarse el miedo o la coerción para que usted acepte un tratamiento sugerido.

• **¿Qué por ciento de sus pacientes recibe una episiotomía al momento de dar a luz?** Esta es la incisión que se hace en el perineo para supuestamente agrandar el orificio vaginal y evitar laceraciones. Este reclamo no se sostiene en la literatura. La episiotomía no es necesaria en la mayor parte de los partos. En los Estados Unidos, se realizan hoy alrededor de 24 % de los partos vaginales con episiotomía. En Puerto Rico, se hacen en alrededor de 80-85 % de los partos, según la evidencia disponible. El médico no puede hacerle a usted una episiotomía si usted no le ha otorgado permiso para ello.

• **¿En qué por ciento de los partos utiliza el monitor eléctrico?** El ACOG recomienda que este equipo no se use de rutina, sino que se reserve para situaciones de riesgo. El uso rutinario del monitor electrónico causa un aumento innecesario en los partos por cesárea, limita la movilidad de la madre, y la condena usualmente a estar acostada boca arriba en una cama durante su trabajo de parto. Esto prolonga el parto, aumenta el dolor de las contracciones, puede interferir con la capacidad de la placenta para oxigenar adecuadamente a su bebé, y aumenta la necesidad de recurrir a medicamentos narcóticos para el dolor, o a anestesia regional, intervenciones que tienen riesgos potenciales.

* *¿Ordena su obstetra que se le ponga una enema a la mujer que está de parto?* Esta práctica es totalmente innecesaria.

* *¿Ordena su obstetra afeitar el vello púbico a la mujer que está de parto?* Esta práctica es igualmente innecesaria.

* *¿Le orientó su obstetra desde la primera visita sobre la importancia de que su esposo y usted tomen un curso de preparación para el parto?* La preparación adecuada para el parto es de gran importancia para maximizar que su parto sea exitoso y requiera de un mínimo de intervenciones médicas. Esta preparación debe proveer información y debe apoderarla para la toma de decisiones y para evitar intervenciones innecesarias.

* *¿Le habló su obstetra sobre la importancia de la lactancia materna desde la primera visita?* La evidencia ha demostrado que la decisión de lactar debe tomarse mucho antes del nacimiento del bebé. Ello maximiza la probabilidad de una lactancia exitosa. Es importante que asista a grupos de apoyo para madres embarazadas desde la etapa prenatal. Y, por supuesto, la lactancia y

el amamantamiento deben ser la selección de la casi totalidad de las madres.

• *¿Permite su obstetra la presencia de su esposo/ compañero/persona de apoyo en la sala de partos?* La evidencia científica ha demostrado que la presencia de personas de apoyo (el compañero, familiares, doula) pueden contribuir a que su parto sea más placentero, más corto, que usted no requiera de drogas para el dolor, y que no termine en cesárea. Es importante que usted sepa que la Ley 156 en Puerto Rico le garantiza el derecho de estar acompañada durante su trabajo de parto y el parto.

• *¿Qué posición tiene su obstetra en cuanto a:*

  o el uso de sueros intravenosos rutinariamente en un parto?

  o la administración rutinaria de oxitocina (pitocina) y/o prostaglandinas para aumentar la intensidad y frecuencia de las contracciones?

  o la prohibición a la ingesta de alimentos por boca durante el parto?

  Si cree en estás prácticas de rutina, no cree en el parto natural.

• *¿Permite su obstetra que usted camine, se siente o se ponga en cuclillas durante las horas en que usted estará de parto?* Si tiene objeción a esto, no cree en el parto natural.

◆ *¿Cree su obstetra que toda mujer que está de parto necesita drogas analgésicas y le dice a usted que las mismas no le hacen daño a su bebé?* La evidencia científica dice lo contrario.

◆ *¿Le permitirá su obstetra dar a luz en la posición que usted escoja en ese momento o le impondrá la posición acostada boca arriba?* Esta última es la peor posición para dar a luz, tanto para usted como para su bebé. Ninguna mujer debiera parir acostada boca arriba con las piernas abiertas. Esta posición es más dolorosa para usted, la obliga a parir en contra de la fuerza de gravedad y, muy importante, puede afectar negativamente la capacidad de la placenta para oxigenar adecuadamente a su bebé durante el trabajo de parto y el parto. Esa posición se usa únicamente porque se ha hecho durante muchos años y resulta cómoda para el médico, no porque sea buena para usted y su bebé.

◆ *¿Permitirá su obstetra que su bebé y usted tengan acceso uno al otro sin restricciones (a menos que el bebé nazca con alguna patología que genuinamente lo impida) durante la primera hora después del parto?* Es vital esta relación íntima madre/bebé luego del nacimiento para el enlace afectivo óptimo entre ambos y el inicio del establecimiento de la lactancia. El bebé debe estar sobre el pecho de la madre inmediatamente después del parto para que pueda iniciar el amamantamiento dentro de la primera hora aún cuando haya nacido por cesárea.

• **¿Está dispuesto su obstetra a esperar a que el cordón umbilical del bebé deje de latir antes de cortarlo?** Este periodo es vital para que su bebé reciba más sangre y hierro de la placenta y para que continúe recibiendo oxígeno a través de esta en esos primeros minutos. El corte inmediato del cordón umbilical es innecesario y aumenta el riesgo de anemia para su bebé más adelante.

Discutir estos temas con su obstetra le permitirá identificar unos indicadores en cuanto a las actitudes de su médico y establecer con él/ella su plan de parto. Es este un derecho que le asiste a usted y a su bebé y al cual no debe usted renunciar. La relación ideal médico/madre embarazada es una basada en el respeto mutuo y en la provisión de información completa que le permita a usted tomar decisiones en cuanto a su cuidado. Esta relación no puede ser una de dominio y control del médico sobre su paciente.

¡Que tenga usted un buen parto y que disfrute su protagonismo en el mismo!

José J. Gorrín Peralta, MD, MPH, FACOG, FABM

8

Los pezones invertidos

Como te indicamos en la sección "¿Cómo es tu pecho?", el bebé se pega al pecho y no al pezón. Muchas mujeres piensan que no pueden lactar porque tienen el pezón plano; realmente, la mayoría de las mujeres tiene el pezón plano a menos que tenga frío o se lo estimule manualmente. Si al tocar tu pezón con tus dedos, este se mueve para el frente no tienes un pezón ni plano ni invertido (ver figura). El pezón invertido es el que no sale cuando se estimula o que, por el contrario, se introduce más. La mayoría de los pezones invertidos revierten durante el embarazo. Si tienes un pezón realmente invertido, debes recibir ayuda durante tu embarazo. El obstetra debe examinar tus pechos temprano en el embarazo.

No debes halarte los pezones y menos succionarlos con una máquina de extracción de leche durante el embarazo.

Podrías así dañar los tejidos. Los pezones no necesitan estimularse con una máquina de extracción de leche. Si continúan invertidos para el final de tu embarazo, asegúrate de buscar ayuda de un profesional de la salud experto en lactancia para que te enseñe cómo colocar correctamente al bebé en el pecho. Muchos bebés se pegan y succionan muy bien al pecho aún cuando la madre tiene pezones invertidos. Según pase el tiempo, la succión del bebé sacará el pezón.

Debes cuidarte de las personas que no tienen mucha destreza ayudando a las mamás a pegarse el bebé al pecho y les dicen que tienen los pezones planos y que por eso el bebé no se pega. Realmente, lo que ocultan es su inhabilidad para ofrecerte ayuda. No debes permitir que NADIE te recomiende el uso de una pezonera de silicón para amamantar a tu bebé sin que antes un especialista en lactancia, que sea profesional de la salud, los evalúe a ti y a tu bebé. Aunque el uso de las pezoneras se recomienda en algunos casos, no debe ser de los primeros remedios que se utilicen. El uso de estas pezoneras sobre tu pezón para que el bebé se pegue al pecho puede afectar la transferencia de leche hacia él y acostumbrarlo, de tal forma, que no quiera el pecho sin una de ellas.

Si te informan que tienes uno o ambos pezones invertidos, puedes usar unas conchas de plástico con una apertura en el centro que podrían ayudarte a romper las adherencias que mantienen al pezón retraído. Estas conchas las puedes conseguir en tiendas que tengan artículos para lactancia. Sin embargo, las conchas ayudan a algunas mujeres, pero a otras no las benefician en nada. Si decides usarlas, debes comenzar en el tercer trimestre aumentando

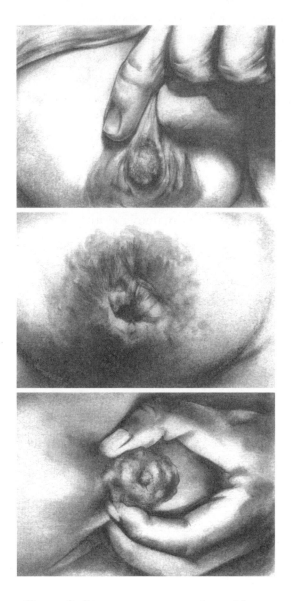

Figura 3: Diagrama pezones invertidos.

gradualmente el tiempo que las llevas puestas. Una alternativa a estas conchas es usar un sostén con una apertura en el centro que tenga el tamaño de tu pezón. A pesar de que se recomienda lo antes descrito la mayoría de los especialistas en lactancia pensamos que la mejor intervención para ayudar a la madre con pezones invertidos es la orientación prenatal sobre el problema y la ayuda inmediata y correcta una vez nazca el bebé, para lograr un buen enlace al pecho.

Otra práctica que comúnmente recomiendan algunas personas cuando la madre tiene pezones planos o invertidos es el uso de una mamadera sobre el pezón. Esto es una recomendación incorrecta y NUNCA debes hacerlo. Puedes lastimar tus pezones severamente, además, no te ayudará a resolver tu problema, ni facilita la transferencia de leche hacia el bebé.

9

Lactancia en el hospital

El comienzo de una lactancia exitosa no sólo incluye la orientación en el embarazo, sino también ciertas prácticas que deben hacerse en el hospital que ayudan a que ese comienzo sea exitoso y a que la mamá tenga una buena producción de leche materna. Veamos:

- *Amamantar, si es posible, inmediatamente después del parto* ayuda a estimular al bebé temprano y a que no tenga problemas de succión o rechazo del pecho. Inmediatamente después del parto se debe colocar a tu bebé sobre tus pechos y debe permanecer ahí hasta que se pegue, lo que se estima tomará alrededor de una a dos horas. Las primeras horas después del parto constituyen un periodo crítico de tiempo para el desarrollo del enlace madre-bebé. El comportamiento de la madre hacia su bebé es diferente al mes y al año de edad cuando ha habido contacto entre ambos en esas primeras horas. Excepto en partos medicados o difíciles, el neonato tiene un periodo en que sus ojos están bien abiertos, puede ver, tiene preferencias visuales, escucha y busca con la mirada, y responde a su medio ambiente. Puesto en el vientre de su madre, gatea hasta el pecho, se detendrá ocasionalmente y mirará a su madre, busca el pezón y se pega a mamar. Si se le lava un pecho a la madre se pegará del pecho opuesto ya que el olor de las secreciones de los tubérculos de Montgomery es parecido al del líquido amniótico y si se lava el pezón o la mano del bebé este pierde el estímulo para encontrar el pecho. El Dr. Marshall Klaus indica que, según sus observaciones, cuando un bebé a término nace y se deja en contacto piel a piel con su madre, en el abdomen de esta, en su pecho o en sus brazos, rara vez llora durante los primeros 90 minutos de vida. Sin embargo, cuando se coloca en una cunita, bien arropado, llora 20 a 40 segundos durante cada 5 minutos por los siguientes 90 minutos.

La Academia Americana de Pediatría recomienda que el primer contacto entre la madre y su bebé ocurra lo más pronto posible después del parto y preferiblemente dentro de la primera hora. Este primer contacto puede durar hasta 120 minutos y algunos bebés pueden inicialmente sólo lamer el pecho. Además, la madre se beneficia de ese primer contacto ya que se estimula la liberación de oxitocina, lo que induce las contracciones uterinas, ayuda a expulsar la placenta y previene el sangrado excesivo. La oxitocina se conoce como la hormona del amor y, junto con la prolactina, el estrógeno y la progesterona, se asocia con estimulación de los sentimientos maternales. La oxitocina causa que la madre se sienta más relajada, sedada y calmada. Se ha asociado el uso de epidurales, opiáceos y morfina con una disminución en la liberación de oxitocina. El contacto temprano con la madre ayuda al bebé a adaptarse a su nuevo ambiente, el cual no es estéril, colonizando su piel, su tracto gastrointestinal y su tracto respiratorio con los microorganismos de la madre y la inmunidad que esta le proporciona a través de su leche. Si el contacto piel a piel no es posible inmediatamente después del parto debido a una cesárea o por alguna condición materna que lo impida, entonces este contacto lo debe proveer el padre del recién nacido. ¡Después del pecho de mamá el pecho de papá es lo mejor para el bebé!

Se ha encontrado que el contacto extendido entre la madre y el bebé durante los primeros 3 días posparto, más allá del de las alimentaciones regulares, resulta en ventajas en el comportamiento y desarrollo del niño durante los primeros años de vida. Las mamás que tienen contacto extendido con el bebé demostraron una incidencia más alta de amamantamiento y un comportamiento que responde más a las necesidades del bebé.

El proceso de vínculo empieza, según algunos, desde el embarazo, y/o con el primer contacto de los padres con el infante y continúa mientras los padres y el infante interactúen para formar una relación única y duradera. El amamantamiento fomenta el desarrollo de ese vínculo.

* **Evitar los suplementos de agua, glucosa o fórmula** es muy importante. Probablemente, te digan que antes de darle el pecho a tu bebé tienen que darle agua o glucosa para saber si este chupa bien. Esto podría ser correcto si la primera alimentación que dieras a tu bebé fuera leche artificial (fórmula) ya que si el bebé no chupara bien podría llevar esta leche a los pulmones, y ocasionarle una pulmonía por aspiración. Sin embargo, esto no es cierto si lo que vas a ofrecer al bebé es calostro. El calostro es la primera leche que produces, y durante los primeros tres a cinco días después de su nacimiento tu bebé estará tomando calostro. Este se produce en pequeñas cantidades de 1 a 3 cucharaditas y es todo lo que el bebé necesita. El calostro limpia su intestino y lo prepara para la llegada de la leche. Además, es una vacuna natural que lo protege contra muchas enfermedades. La verdad es que si tu bebé no chupara bien y un poco de calostro fuera a sus pulmones le causaría menos daño que el agua o la glucosa. Suplementar al bebé puede hacer que se afecte tu producción de leche pues leche que no te sacas es leche que no produces. Poco a poco, tu producción iría disminuyendo hasta que sea muy poca para él. Tu bebé tendrá suficiente agua, alimento y azúcar si le ofreces sólo calostro frecuente-

mente. En Puerto Rico, la Ley 79 de 2004 prohíbe que se les ofrezca a los recién nacidos suministros de leche materna tales como fórmula, agua, y/o agua con glucosa, a menos que exista una indicación médica real o medie un consentimiento escrito de los padres. El incumplimiento de esa ley impone multas de hasta $2,000 por cada acto de incumplimiento por parte de los hospitales o centros de servicio de maternidad, incluyendo las oficinas de médicos.

◆ *Evitar el uso de mamaderas o chupetes*, por lo menos, las primeras 4 semanas de vida. La forma en la que chupa un bebé del pecho materno es completamente diferente al tomar líquido de un biberón. Los bebés necesitan tomar la mayoría del tejido de la areola en su boca, y con su lengua y encías ordeñan el pecho. Cuando el bebé toma de un biberón, utiliza la lengua para parar la gran cantidad de leche que recibe sin ningún esfuerzo. Muchos bebés, después de recibir mamadera, no saben qué hacer cuando se ponen al pecho y no lo quieren o lastiman los pezones de la mamá. Antes de ofrecer una mamadera o chupete a tu bebé asegúrate que se pega bien al pecho, que succiona correctamente y que no tiene ningún problema de enlace al pecho.

◆ *Amamantar al bebé cada vez que te lo solicite* te ayudará a tener una producción mayor de leche. Si hacemos un horario para alimentar al bebé, estamos afectando la producción de leche y muchas veces causando otros problemas como baja producción de leche, pobre ganancia de peso en el bebé y rechazo del pecho. Se recomienda que el bebé amamante frecuentemente y eficientemente, las primeras semanas aproximadamente cada hora y media a tres horas según lo solicite. Después de los primeros días la duración de cada alimentación es, por lo general, quince a veinte minutos en el primer pecho. Idealmente, debes dejarlo que vacíe el primer pecho antes de ofrecerle el segundo, si el bebé está mamando activamente no lo cambies de pecho. Algunos infantes amamantan de ambos pechos, otros solo de un pecho, toman un descanso y luego amamantan del segundo pecho o solamente toman de un solo pecho la mayoría del tiempo. Lo importante es que el bebé amamante eficientemente y efectivamente para que tome suficiente leche con grasa. Anteriormente se definía *la leche de atrás* como la producción de una leche rica en grasa que permitía que el bebé ganara peso adecuadamente y *la leche de al frente* como la producción de una leche que contenía más agua y menos grasa. La investigación científica en el campo de la fisiología de la lactancia nos ha permitido aclarar muchos conceptos erróneos del pasado. También se hablaba del concepto de que el bebé debía estar mucho tiempo en el primer pecho para que obtuviera suficiente grasa. Ahora sabemos que el bebé obtiene cantidades idóneas de grasa si amamanta efectiva y eficientemente. Sabemos que algunas veces la leche al final de la tetada es más alta en grasas y algunas veces no lo es. De hecho algunas veces la proporción de grasa es igual al principio y al final de la tetada. La proporción de grasa y volumen de la leche puede variar según el momento del día, hay más grasa en la leche de las tardes y más volumen de leche en la mañana. La rapidez con la que se remueve la leche del pecho influye en la cantidad de grasa en la leche, así que un amamantamiento efectivo y eficiente es mejor.

- *Alojamiento en conjunto* ocurre cuando las madres y sus bebés permanecen juntos las 24 horas del día durante su estadía en el hospital. Solo se permiten separaciones por periodos cortos que sean de menos de una hora durante el día. El alojamiento en conjunto facilita el proceso del amamantamiento ya que promueve una mejor producción de leche, facilita darle el pecho al bebé cuando este lo pida, evita la suplementación por parte del personal de la sala de recién nacidos, permite que la madre aprenda a conocer a su bebé y que descanse más. Se ha demostrado que las rutinas hospitalarias a menudo interfieren con el amamantamiento efectivo y que estas rutinas y las actitudes del personal del hospital influyen en el amamantamiento a largo plazo más que las enseñanzas verbales. La evidencia científica demuestra que, cuando se comparan madres e infantes que hacen alojamiento en conjunto con aquellas que no lo hacen, la frecuencia del amamantamiento es mayor en las primeras y la suplementación con leche artificial es menos frecuente.

49

10

Comenzando en el pecho

La mejor manera de comenzar el amamantamiento es dentro de la primera hora después del parto. En este momento el bebé se encuentra alerta y deseoso de ir al pecho. Luego, cae en un periodo de soñolencia ligera a sueño profundo que puede durar desde la 2da hora hasta la 20ma hora posparto. El segundo momento ideal para iniciar el amamantamiento es cuando se despierta de este sueño profundo.

Cuando está en un estado de alerta, el bebé tiene hambre y se encuentra sobre el abdomen de su madre, en sus brazos, en el pecho o recostado sobre el hombro de ella, comienza a hacer ciertos movimientos, bambolea la cabeza, comienza a dar golpes con su boca abierta como un picoteo, mueve su cabeza y cuello, flexiona sus piernas y brazos, y se retuerce tratando de moverse de una dirección a otra hacia el pecho. Estos movimientos no se observan en bebés soñolientos o gritando histéricamente. El llanto es una señal tardía de hambre y es mejor ofrecer el pecho al bebé antes de que comience a llorar ya que el llanto frenético va a hacer más difícil el enlace.

Si la madre responde a este comportamiento sin poner resistencia a los movimientos de su bebé, este va a dirigir su cuerpo hacia el pecho y abriendo su boca bien grande sobre el pezón se enlazará al pecho y comenzará a succionar. Cuando el infante se coloca piel a piel en el pecho de su madre la temperatura del pecho materno cambia rápidamente respondiendo a la temperatura del bebé para mantenerlo a la temperatura apropiada.

Desde 2005 la partera Suzanne Colson, luego de realizar investigación en el campo, comenzó a acuñar el término de *crianza biológica* para describir una nueva manera de enfocar el amamantamiento. Esta se refiere a una serie de posturas maternas reclinadas, para dar el pecho, unidas al comportamiento innato del bebé para alimentarse en el pecho. Dar el pecho reclinada significa que cada parte de tu cuerpo, más importante, tu cabeza, cuello, hombros, y espalda alta y baja están relajadas. Tienes una mayor libertad de movimiento ya que una o tus dos manos están libres, y es tu cuerpo el que sostiene al bebé, no tus brazos. Ver figura 4.

Para comenzar la crianza biológica te ofrecemos algunas sugerencias.

1. Primero comienza con un bebé calmado. Interactúa con tu bebé sin ninguna prisa o agenda. No te preocupes ya que la oxitocina que liberas hace que intuitivamente sepas qué hacer.

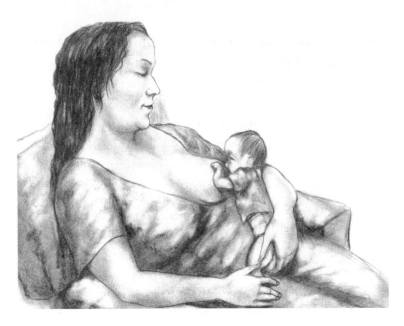

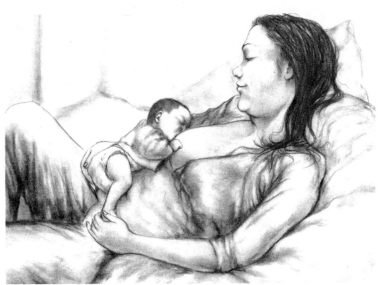

Figura 4: Posición reclinada

2. Coloca tu bebé piel a piel usando cualquier posición confortable – En la postura de crianza biológica tu espalda toca y se apoya en una silla o en un sofá. Lo más importante es tu comodidad. Comienza sosteniendo a tu bebé piel a piel sobre tu torso en la posición que tú encuentres confortable. Puedes estar sentada o reclinada con las piernas un poco abiertas.

3. Coloca a tu bebé sobre tu cuerpo de tal manera que todo el cuerpo del bebé esté junto a algunas de las partes y curvas de tu cuerpo o alguna parte del entorno inmediato como lo es una frazada, ropa de cama, la cama o la butaca. Esto es particularmente importante para los muslos y los pies del bebé. Tu cuerpo sostiene al bebé, no tus brazos o unas almohadas. Sin embargo, puedes usar, si lo deseas, cojines o almohadas para apoyar tus brazos, la espada alta, tu cabeza y tus hombros.

4. Mantén a tu infante calmado y déjate llevar por las señales del bebé. Acomódate para ayudarlo, háblale de una manera calmada y suave y trata de hacer contacto visual con él. El bebé usará sus reflejos innatos para acomodarse en una posición parecida a la que tenía dentro de tu útero. Cuando el bebé se acerca a tu pecho por debajo su barbilla hace contacto con la parte de debajo de tu pecho lo que hace que este abra la boca bien grande. Los movimientos de las manos del bebé son innatos, ayudan a que liberes oxitocina y al bebé le ayuda a calmarse cuando chupa sus puñitos. No debes, por lo tanto, restringir los movimientos de la mano del bebé.

5. Muchas veces las madres sacrifican su propia comodidad por un buen enlace lo que causa fatiga y molestia, por lo cual debes evitarlo.

La colocación y enlace correctos del bebé al pecho materno son vitales para asegurar una buena producción de leche y evitar muchos de los problemas que se presentan en las primeras semanas. Un enlace efectivo en el pecho asegura una estimulación apropiada para la producción de leche y una transferencia adecuada de la misma al bebé. Esto propicia que el bebé tenga una buena ganancia de peso e hidratación, además de disminuir la ictericia secundaria a una pobre técnica de amamantamiento.

La mayoría de las madres que experimenta dolor en los pezones en las primeras semanas posparto tiene como causa principal la mala posición y/o enlace del bebé en el pecho. Usando las posiciones reclinadas o semi-reclinadas el dolor en los pechos se alivia a menudo inmediatamente y esto puede ocurrir debido a que la gravedad no está halando al bebé hacia abajo.

Puedes hacer crianza biológica en cualquier momento de tu lactancia, aunque es muy útil sobre todo en las primeras semanas, muchas madres adoptan estas posiciones siempre. En las primeras semanas se recomienda sobre todo para bebés a término sanos y saludables. Esto no quiere decir que las posiciones reclinadas son las únicas que funcionan para todas las mamás y bebés en todos los casos. De hecho no hay una sola manera correcta. Es por eso que te demostramos otras posiciones que, aunque son dirigidas por la madre, podrían ayudarte en el caso de que tu bebé tuviera dificultad de enlazarse, sea prematuro, esté enfermo o tenga alguna condición que dificulte el enlace al pecho.

No importa la posición que decidas usar, antes de ofrecerle a tu bebé el pecho, debes estar en una posición cómoda y confortable. Debes vaciar tu vejiga, escoger una posición en la que no tengas dolor (sentada o acostada), y tomar un medicamento para el dolor si es que lo necesitas. Es importante que te laves las manos antes, pero no es necesario que te laves los pechos o pezones antes de ofrecerlos a tu bebé ya que los tubérculos de Montgomery secretan una sustancia bacteriostática y, además, la flora normal de la madre no es dañina al bebé.

Posición de Empezar

La posición de empezar o "cruzada" a muchas madres les ayuda a iniciar mejor la lactada ya que facilita pegar al bebé. Puedes sentarte reclinada o derecha en una silla, sillón o sofá. Si vas a ofrecer el pecho izquierdo, sostén este con tu mano izquierda, si ofreces el derecho, sostén este con tu mano derecha. Coloca tu mano en forma de letra U, los dedos pulgar e índice deben estar paralelos a los labios del bebé. Esto le dará un mejor sostén al pecho y no interferirá para que tu bebé se pegue correctamente.

Sostener el pecho con los dedos en forma de tijeras o pinzas no se recomienda porque se presta para que la madre coloque los dedos encima de la areola interfiriendo con el enlace. Si usas el sostén en tijeras, debes poner los dedos bastante lejos de la areola.

Cuando tú diriges la colocación y posición del bebé en la posición de empezar este debe estar a nivel de tu pecho y tú no debes reclinarte hacia él. Además, el bebé debe estar completamente de lado, de tal manera que tu pecho y el de

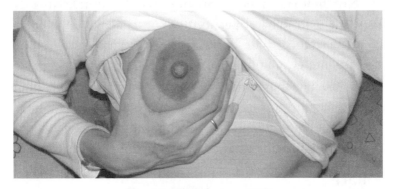

Figura 5: Agarre en "U"

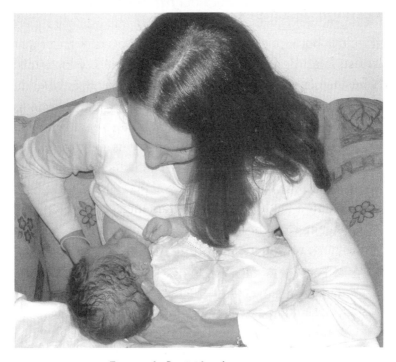

Figura 6: Posición de empezar

él se toquen. Debes estar sosteniendo el cuerpo del bebé con tu antebrazo derecho (o izquierdo). Tu mano derecha (o izquierda) sostiene la nuca del bebé y su cabecita está ligeramente echada hacia atrás. Debes observar que exista una línea recta entre la orejita del bebé, su hombro y la cadera. Muchas madres colocan al bebé como si le fueran a dar biberón, lo que dificulta que este agarre bien el pecho.

Enlace

Es necesario que la boca del bebé esté bien abierta antes de moverlo hacia el pecho. Para lograr que abra bien grande la boca, puedes acercarlo hacia el pecho y hacer que con su labio de arriba toque o roce el pezón, y lo retiras. Nuevamente, lo llevas al pecho y haces que con su labio de arriba toque otra vez tu pezón, y vuelves a retirarlo; esto lo repites hasta que abra la boca bien grande y tenga la lengua hacia al frente.

El pezón de la madre y la nariz del bebé deben estar en una misma línea. La mano de la mamá debe estar debajo de la cara del bebé. Se debe dar sostén a la cabeza, por la nuca, pero NO agarrando la cabeza ni empujándola hacia el pecho. Con un movimiento suave y rápido atraes al bebé hacia el pecho, de tal manera que la quijada y la barbilla toquen el pecho primero. Ten la precaución de atraer el cuerpo del bebé hacia ti en vez de que seas tú la que te mueves hacia él.

El labio inferior del bebé debe estar lo más lejos posible de la base del pezón, de tal manera que bastante tejido del pecho esté dentro de la boca. Se debe mover el cuerpo del bebé y la cabeza a la misma vez evitando que pegue la barbilla hacia él mismo. Una vez que el bebé esté enlazado,

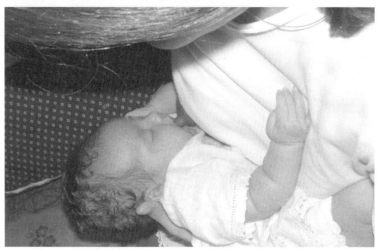

Figura 7: Enlace boca bien abierta

el labio de arriba debe estar más cerca de la base del pezón, y debe verse la areola sobre el labio; la barbilla debe tocar el pecho pero no la nariz. Esto es así porque el bebé debe ordeñar el pecho con su lengua y sus encías; si sólo agarra el pezón, no logra comprimir los ductos lactíferos y obtener leche efectivamente.

NUNCA debes sentir dolor cuando el bebé succiona; si tienes dolor, muy probablemente el bebé no está cogiendo bien el pecho. Si te sucede esto, debes retirar al bebé y comenzar de nuevo.

Observa que esté tragando y abriendo y cerrando sus quijadas fuertemente. Al principio de la alimentación, lo puedes oír tragando después de cada chupada, luego de unos diez minutos, tal vez lo oigas tragando después de dos o tres chupadas.

Posiciones para dar el pecho

Existen otras posiciones para lactar además de la que te acabamos de enseñar. Estas pueden resultarte más cómodas y facilitar la colocación del bebé. En las siguientes posiciones, es conveniente sostener tu pecho en forma de letra "C". El pulgar sobre el pecho y los otros cuatro dedos debajo del pecho sosteniéndolo.

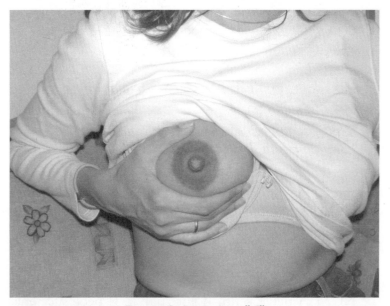

Figura 8: Agarre en "C"

Posición de brazos

Esta posición es conocida también como posición de "madonna". Esta posición, también la puedes usar reclinada o derecha en una silla, butaca o sofá. Es la posición más usada y muchas madres la perciben como la más natural, pero es la posición que ofrece el control más pobre sobre la

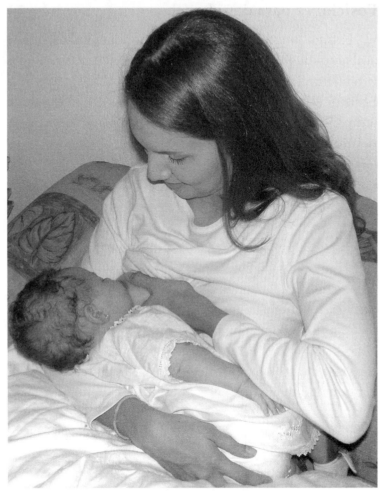

Figura 9: Posición en brazos

cabeza del bebé. El cuerpo de tu bebé descansa a lo largo del antebrazo del lado del pecho que vas a usar para amamantar. La cabeza del bebé puede estar en el doblez del codo o en el antebrazo, lo que dé mejores resultados para posicionarlo. Sostienes las nalguitas del bebé en tu mano y debes evitar que las nalguitas le cuelguen hacia tu falda porque esto puede crear tensión en tu pecho, alterar el enlace y halar al bebé fuera del pecho. Los pies del bebé están alrededor de tu cintura.

Posición de lado o de fútbol americano

La posición de lado es muy cómoda para madres con pechos grandes o que han tenido una cesárea. Esta posición también se recomienda frecuentemente cuando una mamá tiene dificultad para pegar el bebé al pecho ya que le da a la madre un mejor control de la cabeza del bebé, y mejora para la madre la visibilidad de la boca del bebé, el pezón y la areola. Coloca una o dos almohadas en el lado que lo vas lactar, acomoda al bebé sobre las almohadas con las caderas y las nalguitas flexionadas. El bebé está de lado con sus piernitas y nalguitas pegadas al espaldar de la silla. Tú sostienes su cabeza por la nuca y tu brazo se desliza a lo largo de la espalda de él. Vigila que sus pies apunten hacia el techo y no toquen la parte de atrás de la silla con la planta para que no se empuje hacia el frente y se aleje del pecho.

Posición acostada

Amamantar acostada es muy práctico pues te permite descansar mientras lactas, además es muy buena si has tenido una cesárea. Para estar más cómoda, puedes ponerte una almohada en la cabeza, espalda y entre las piernas. Tu cuerpo y el del bebé estarán completamente de lado, ambos mirándose de frente. Coloca la cabeza del bebé sobre tu brazo o esta puede estar directamente recostada en la cama. Es importante asegurarse de que el bebé está de lado y no mirando al techo. Sostén tu pecho con la mano libre y

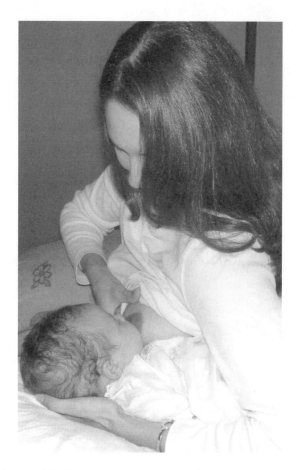

Figura 10: Posición de lado o de fútbol americano

coloca la boca del bebé a la altura del pezón. Si quieres, puedes rodear con tu brazo su cuerpo.

También puedes lactar reclinada en tu cama, no acostada de lado, con almohadas o cojines que te den sostén en la espalda y tu bebé colocado sobre tu torso.

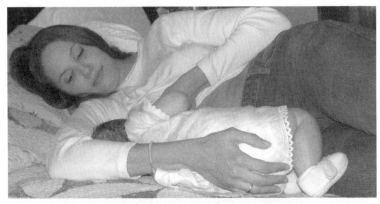

Figura 11a: Posición acostada

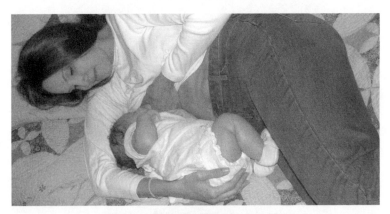

Figura 11b: Posición acostada

Retirando al bebé del pecho

La mayoría de los bebés sueltan el pecho solitos una vez están satisfechos. En algunas ocasiones, vas a tener que retirar al bebé del pecho tú misma. Es importante que esto lo hagas correctamente de tal forma que tus pezones no se vean afectados. Introduce uno de tus dedos entre la comisura de los labios del bebé y ejerce presión en la encía inferior. No te asustes si tienes que presionar un poco fuerte. La succión de un bebé puede ser tan fuerte que si no presionas puedes lastimar tu pecho al tratar de retirarlo.

Recuerda escoger la posición que más te guste, te sientas más cómoda, no te moleste, te facilite la lactancia y el disfrute de tu bebé. No te compliques la vida tratando de hacerlo perfectamente. Déjate guiar por tus instintos, son poderosos. Si no logras iniciar la crianza biológica ni que tu bebé se enlace a tu pecho efectivamente o lo rechace, busca inmediatamente ayuda con un profesional de la salud experto en manejo de lactancia materna.

11

Amamantar después de una cesárea

L a tasa de cesáreas en Puerto Rico ha ido en ascenso dramáticamente a tal grado que aproximadamente una de cada dos mujeres en nuestro país tiene a su bebé por medio de una cesárea. Esto, aunque lamentable y prevenible, no es materia de discusión en esta sección, pero sí debemos informarte que debido a esta situación muchas mujeres tienen que lidiar con la realidad de tener una cesárea y todos los problemas relacionados con esta además de atender a su bebé recién nacido. Aunque bien es cierto que puedes amamantar con éxito si tienes a tu bebé mediante un parto por cesárea, también la investigación científica ha demostrado que uno de los procesos que puede afectarse después de una cesárea es la lactancia. Un estudio publicado recientemente encontró que aún en Hospitales Amigos del Niño en donde las prácticas son óptimas, los infantes que están exclusivamente lactados pierden más peso los primeros días si nacieron por medio de una cesárea.

Las prácticas hospitalarias pueden interferir con el inicio del amamantamiento afectando así la producción de leche de la madre. La madre con cesárea necesita una ayuda adicional para iniciar la lactancia y desgraciadamente son pocos los hospitales que tienen el personal diestro y disponible para ofrecerle esta asistencia a la mujer. La mayoría de las dificultades con el amamantamiento que tienen las parejas lactantes después de una cesárea puede evitarse con educación de la madre y mucha ayuda de los profesionales de la salud, de sus familiares y amigos. Si eres una de las mujeres que sabe que va a tener una cesárea pronto, ya sea electiva o por una repetida, debes comprender que muchas madres con cesárea han podido lactar con éxito y prolongadamente. Si te educas acerca de la lactancia, eres consciente de los mitos y trabas de los protocolos del hospital, insistes en iniciar el amamantamiento temprano y lo más frecuentemente posible y buscas ayuda de algún experto a tiempo, las probabilidades de que tú también puedas lactar con éxito y prolongadamente son muchas.

Las mamás que tienen un parto por cesárea tienen un riesgo mayor de infecciones que las madres que tienen un parto vaginal. Esto expone así a su bebé a mayor riesgo de infecciones también. Los procedimientos invasivos y los problemas respiratorios que sufren los bebés que han nacido por cesárea los colocan en mayor riesgo de infecciones. Además del hecho de que tienen que permanecer más días en el hospital que los bebés que nacen por parto vaginal, lo que también los expone a un ambiente más lleno de bacterias, virus y otros microorganismos.

Amamantar después de una cesárea es más difícil que amamantar después de un parto vaginal por varias razones:

- Dolor y fatiga – Después de una cesárea la madre experimenta fatiga y dolor. El dolor y el estrés asociados afectan la liberación de oxitocina, la hormona responsable de que la leche salga del pecho materno. También se ha encontrado que los bebés que han sufrido algún tipo de estrés durante el parto tienen una probabilidad mayor de estar débiles o muy soñolientos para pegarse al pecho.

- El bebé no está disponible para la madre inmediatamente – A la mayoría de las madres a las que se le practica una cesárea no se le permite ofrecerle el pecho al bebé hasta varias horas después de la cirugía. Este retraso en el inicio del amamantamiento puede afectar la producción de leche y retrasar la producción de leche madura.

- Le dan suplementos al bebé – Alegadamente para evitar el riesgo de deshidratación del bebé, causado por la separación de la madre, se le ofrecen suplementos de agua con glucosa o fórmula. Estos, como ya hemos explicado, afectan el inicio de la producción de leche y pueden causar rechazo al pecho si se dan con mamaderas.

- Se separan la madre y el bebé – Alegando que la madre debe descansar después de la cesárea y, a menudo, debido al poco personal para ofrecerle ayuda, se mantiene al bebé en la sala de recién nacidos. Privan de esta manera a la madre y al bebé del alojamiento en conjunto, el cual se ha demostrado es crucial para el inicio del amamantamiento.

◆ Pérdida de sangre que causa anemia – Varios estudios demuestran que la madre, después de una cesárea, pierde más sangre y tiene mayor posibilidad de desarrollar anemia. La anemia en la madre se ha asociado a problemas en la producción de leche.

◆ Problemas con el enlace del bebé al pecho – Los narcóticos que se le ofrecen a la madre muchas veces causan soñolencia en el bebé haciendo que se le dificulte pegarse al pecho. De igual manera, la forma en que se sacan los bebés del útero, durante la cirugía, causa que a algunos de ellos se les lastimen los nervios necesarios para succionar correctamente del pecho materno. Esto, unido al dolor de la madre, si no usa una posición adecuada, afecta el enlace al pecho y puede causar pezones agrietados, problemas de producción de leche y poca transferencia de leche al bebé.

Todas estas condiciones socavan la confianza y el deseo de la madre para darle el pecho a su infante. Sin embargo, existen algunas estrategias que puedes utilizar para sobrellevar o evitar estas complicaciones. A continuación, te enumeramos algunas de ellas:

1. Si tienes una cesárea previa, discute con tu obstetra la posibilidad de tener un parto vaginal después de una cesárea (VBAC, por sus siglas en inglés). Con un parto vaginal vas a poder inicial la lactancia más rápido y más fácilmente.

2. Si la cesárea está realmente indicada, prefiere el uso de anestesia regional ya sea epidural o espinal en vez de la anestesia general.

3. Amamanta lo más temprano posible después del nacimiento del bebé. Si no tienes ninguna complicación y tu bebé está bien, puedes empezar a lactar inmediatamente después de la cesárea en la misma sala de operaciones.

4. Toma los medicamentos para el dolor siempre que los necesites. La mayoría de estos no afecta al bebé. Tomarlos inmediatamente después de lactar es mejor, así muy poca cantidad de la droga pasará a tu leche. En cuanto a los antibióticos, casi todos se pueden usar, si tienes dudas puedes preguntar a tu médico o a un especialista en lactancia.

5. Amamanta frecuentemente al bebé y no limites el tiempo que le ofreces en el pecho.

6. Busca ayuda de un educador en lactancia, un consultor de lactancia o un profesional de la salud especialista en lactancia que te asista en la colocación correcta del bebé al pecho. Las primeras 24 horas puedes amamantar colocándolo sobre tu pecho, usando las posiciones reclinadas, o acostada de lado. Luego de que te permitan levantarte, puedes lactar usando la posición de fútbol americano o de lado o continuar con las posiciones reclinadas. Recuerda cubrir la herida con una almohadita o toalla para evitar que el bebé te lastime.

7. Evita el uso innecesario de mamaderas artificiales y suplementos.

8. Realiza alojamiento en conjunto las 24 horas.

9. En el hospital, debe haber una persona acompañándote todo el tiempo, sobre todo las primeras 48 horas; puede ser tu esposo, un familiar o una amiga. Así, el que te acompañe cuidará del bebé, cambiará sus pañales y te ayudará a colocarlo al pecho.

Algunos médicos recetan antibióticos a la madre luego de una cesárea para reducir el riesgo de infecciones bacterianas. Casi todos los antibióticos se pueden usar, si tienes dudas puedes preguntar a tu médico o a un especialista en lactancia.

Los beneficios de la lactancia son particularmente importantes para las madres y los bebés después de una cesárea. Cuando el bebé se pega al pecho, se libera oxitocina que es la hormona responsable de que la leche salga de tus pechos, pero también es la responsable de las contracciones de útero durante el parto. La succión temprana y frecuente del bebé en el pecho hará que tu útero se contraiga evitando el sangrado excesivo y haciendo tu recuperación más fácil.

Amamantar al bebé después de una cesárea se convierte en algo extremadamente importante ya que ofrecerle el calostro y luego la leche madura fortalece su sistema inmunológico y lo ayuda a combatir y prevenir muchas de las posibles infecciones.

Probablemente, al igual que la mayoría de las madres, no esperabas tener a tu bebé por medio de una cesárea, y quizás te sientas un poco frustrada y apenada. Esto es normal, pero amamantar a tu bebé te permitirá recuperarte más rápidamente, tanto física como emocionalmente. El amamantamiento te hará sentir que vuelves a tener control de la situación y que el hecho de haber tenido una cesárea no te priva de disfrutar completamente a tu hijo.

Cuando llegues a tu casa, descansa, amamanta a tu bebé frecuentemente y date tiempo para recuperarte.

12

Recomendaciones para la suplementación de vitaminas y/o minerales

Constantemente las madres lactantes reciben información conflictiva sobre si deben o no dar suplementos de multivitaminas y otros minerales a sus infantes. Si bien es cierto que la leche materna contiene todos los nutrientes que el infante necesita durante sus primeros 6 meses de vida, existen algunas situaciones en las cuales pudiera ser necesario añadir la ingesta de algunos suplementos. Esto es especialmente cierto en los infantes prematuros los cuales deben recibir multivitaminas y hierro hasta que estén consumiendo una dieta completa y variada y sus valores en sangre se hayan normalizado. A continuación te presentamos algunas de las vitaminas y minerales que más se recomiendan y sus indicaciones.

Vitamina D

La vitamina D ayuda en la absorción y uso de calcio y fósforo y promueve el crecimiento de los huesos. Su deficiencia produce raquitismo. La cantidad de vitamina D y sus metabolitos en la leche humana es de 25 IU. Las nuevas recomendaciones sobre la ingesta de vitamina D emitidas por la Academia Americana de Pediatría son a los efectos de que todos los bebés lactados reciban un mínimo de 400 IU de vitamina D desde su nacimiento. Estas recomendaciones son basadas en la poca exposición que tienen los niños a la luz solar y al hecho de que se ha encontrado que algunas mujeres tienen niveles bajos de vitamina D durante y después del embarazo. No es que la leche materna sea deficiente en esta vitamina sino que los niños que no se exponen al sol no pueden sintetizarla. Sin embargo, las compañías de leche artificial han querido dar la falsa impresión de que la leche materna es deficiente en esta, ya que se les añade artificialmente a las fórmulas, cuando la realidad es que los niños deben obtener la vitamina D a través de la síntesis en la piel estimulada por los rayos ultravioletas, no a través de la leche materna. La suplementación es sumamente importante, especialmente en bebés de piel oscura y/o niños que viven en zonas privadas de luz solar, niños que están la mayoría del tiempo cubiertos y a los niños a los que se aplican protectores solares. Nuestra postura es que si el niño no se expone a baños de sol (luz indirecta) diariamente, lo cual desgraciadamente no ocurre con frecuencia en nuestro país, entonces se le ofrezca la vitamina D, siempre y cuando se le explique a la madre la verdadera razón de su uso. Un estado adecuado de vitamina D durante el embarazo es importante para el desarrollo esquelético, la formación de esmalte dental, y el crecimiento y desarrollo general del feto. De igual manera unos niveles maternos adecuados de vitamina D durante la lactancia se postula que podría producir una leche con niveles adecuados para suplir las necesidades del infante.

Fluoruro

En cuanto a la suplementación diaria con fluoruro no se recomienda esta durante los primeros 6 meses de vida, de igual forma se deben evitar los preparados que contengan suplementos con fluoruro. De los 6 meses a los 3 años de edad los suplementos de fluoruro deben limitarse a aquellos niños que estén tomando agua deficiente en este o sea, que contenga <0.3ppm. Antes de recetar suplementación es necesario conocer la concentración de fluoruro en el agua que toma el infante. El tratamiento profesional (por el dentista) con fluoruro se debe recomendar basándose en el riesgo de caries.

Hierro

La anemia se diagnostica cuando los niveles de hemoglobina están por debajo de dos desviaciones estándares de la cifra normal para la edad y el sexo. La frecuencia de los diferentes factores que ocasionan anemia varía con la edad, pero en general, la causa más común en todas las edades, pero especialmente en los niños de 1 a 2 años, es la anemia por deficiencia de hierro, o anemia ferropénica.

Si el niño recibe leche materna, además de todas las otras ventajas que tiene, el poco hierro que recibe se absorbe mejor, por lo que sus necesidades no van a ser tan elevadas. La anemia por deficiencia de hierro es muy rara en bebés exclusivamente lactados. De hecho, la lactancia exclusiva por seis meses con la apropiada introducción de alimentos sólidos es lo que recomiendan las autoridades en el campo para prevenir la anemia ferropénica en los infantes. Lo que los niños no deben recibir es leche de vaca durante el primer año, ya que se ha demostrado que esta provoca pequeñas hemorragias intestinales, acentuándose así la deficiencia de hierro en algunos niños.

Los niños necesitan recibir una cantidad adecuada de hierro en la dieta, especialmente durante las épocas de mayor crecimiento, como son los primeros dos años de vida y la adolescencia. La recomendación de la Academia Americana de Pediatría para evitar la anemia ferropénica en los lactantes era hasta hace poco que todo niño debe recibir hierro extra en la dieta a partir de los seis meses si está con lactancia materna, o a partir del mes de edad si es prematuro. Esta recomendación fue cambiada en octubre de 2010 por el comité de Nutrición de AAP indicando que todo infante lactado debe suplementarse con 1 mg/kg/día de hierro por vía oral comenzando a los 4 meses de edad, hasta que se le añadan en la dieta alimentos ricos en hierro. Esta recomendación fue emitida sin el aval del Comité de Lactancia de esta organización, que se opuso a la misma ya que no existe evidencia científica para emitir esta recomendación. De hecho, la recomendación específicamente dice que es necesario darle hierro a los 4 meses porque la leche materna contiene poco hierro, sin explicar que aunque esto es cierto, el mismo se absorbe mejor que el de las leches artificiales. Tenemos claras dudas sobre las intenciones de esta recomendación y las fuerzas que operaron sobre la decisión de esta. El Comité de Nutrición de AAP está atado fuertemente con la industria de leches artificiales.

Una causa frecuente que ha estado afectando los niveles de hierro en los infantes es la práctica obstétrica de amarrar el cordón o cortarlo inmediatamente que el infante nace en vez de esperar a que este deje de pulsar. Esta práctica puede reducir las células rojas del bebé hasta en un 50%. Los infantes que nacen de madres anémicas a los cuales se les corta el cordón inmediatamente luego de nacer tienen 7 veces mayor probabilidad de desarrollar anemia para los 3 meses de edad. Por ello es importante que no dejes que corten el cordón umbilical hasta que deje de latir y se haya transferido toda la sangre que tu bebé necesita para su reserva de hierro. Los niveles de hierro de la madre durante el embarazo pueden afectar los niveles de hierro en el infante, por lo cual es importante vigilar este parámetro en la madre embarazada.

Cuando el niño está tomando fórmula, puede recibir el hierro a través de alguna de las fórmulas enriquecidas disponibles actualmente en el mercado. En algunos casos, es necesario dar hierro extra, en forma de gotas, lo cual debe quedar a criterio del pediatra. Si un infante lactado es diagnosticado con anemia se le debe dar los suplementos de hierro adecuados y fomentar el amamantamiento. Si el infante ya recibe además alimentos sólidos se debe recomendar la ingesta de aquellos ricos en hierro como las carnes rojas, el hígado, las lentejas, entre otros.

Vitamina K

La vitamina K es importante para la coagulación, su deficiencia por ende causa defectos en la coagulación. Los niveles de esta en la leche humana generalmente son bajos porque se supone que esta se produzca en la flora intestinal. Toma varios días en producirse en los intestinos del recién nacido el cual es estéril al nacer. La Academia Americana de Pediatría recomienda que todos los infantes reciban vitamina K intramuscular (.5-1mg) en el nacimiento sin importar cómo vayan a ser alimentados, para prevenir la enfermedad hemorrágica del recién nacido en los primeras días de vida como consecuencia de la deficiencia en vitamina K. Esta se debe administrar intramuscular, ya que la dosis oral tiene una absorción variable, y se debe dar luego de la primera pegada al pecho pero antes de las 6 horas de nacido. Se ha reportado que la existencia de hemorragias en bebés exclusivamente lactados sin profilaxis de vitamina K es muy baja por ello existen muchos sectores en controversia sobre la profilaxis con esta. Estos alegan que la profilaxis solo se debe usar en aquellos infantes con riesgo de desarrollar enfermedad hemorrágica los cuales son prematuros, infantes con bajo peso al nacer, parto en donde se usan fórceps o ventosas, mamás usando antibióticos, anticoagulantes, anticonvulsivos y algunas otras drogas durante el embarazo, partos muy rápidos o extremadamente prolongados, especialmente durante la fase expulsiva, y partos por cesárea.

13

¿Cómo saber si tu bebé está tomando suficiente leche?

Muchas mamás que lactan a sus bebés se preguntan si lo están haciendo bien y si su bebé está tomando suficiente leche. El hecho de que no puedan saber cuántas onzas el bebé toma les crea incertidumbre y piensan, en ocasiones y equivocadamente, que no están produciendo leche en las cantidades que su bebé necesita. Existen unas señales por medio de las cuales las madres y los profesionales de la salud pueden saber si el niño está alimentándose bien. Algunas de estas señales son:

- *No sientes dolor cuando el bebé está succionando en el pecho.* Los primeros días pudieras sentir una molestia ligera ya que tus pezones no están acostumbrados a la succión frecuente. Pero es importante que sepas que no es normal sentir dolor durante o después del amamantamiento. Si esto ocurriera, muy probablemente se deba a que el bebé está mal posicionado en el pecho o succionando incorrectamente. Si el dolor ocurre varias semanas después del parto, pudiera ser consecuencia de una infección en el área.

- *Los labios del bebé están hacia afuera tomando la mayoría de la areola en su boca, el bebé se oye tragando cada dos o tres succiones, y estas succiones son bien activas.* Es importante que revises que el bebé tenga una buena parte de la areola o parte oscura en su boca. Esto permitirá que ordeñe efectivamente el pecho y evitará que lastime los pezones. Verifica que los labios del bebé estén hacia fuera o evertidos, no metidos hacia adentro, ya que esto último podría lastimar tu pezón. Observarás que trague luego de succionar dos o tres veces el pecho y esta succión debe ser vigorosa. El bebé no debe estar la mayoría del tiempo dormido en el pecho.

- *El bebé amamanta en el primer pecho, por lo menos, quince a veinte minutos hasta que él mismo lo suelta. Si el bebé quiere, puedes continuar lactando en el otro pecho hasta que también lo suelte.* La duración de la tetada o alimentación suele ser en las primeras semanas, por lo menos, quince a veinte minutos mamando activamente en el primer pecho para que así tome suficiente leche que permitirá que aumente de peso y sacie su hambre. Si tienes plétora o hinchazón de los pechos es recomendable que el bebé tome de ambos pechos para que los vacíe. De lo contrario, puedes amamantar de un sólo pecho a la vez, asegurándote siempre de que lo vacíe bien.

• *El bebé lacta de 8 a 12 veces en un periodo de 24 horas.* La frecuencia de las alimentaciones en las primeras semanas es importante para asegurarnos de que el bebé tome suficiente leche. La leche materna se digiere rápidamente por lo que el infante necesitará mamar, por lo menos, cada 1 1/2 a 3 horas. En las primeras semanas, si tu bebé duerme durante el día más de tres horas es importante que lo despiertes; en las noches, es importante que el bebé también amamante, por lo menos, una vez para que no se afecte tu producción. Después de las primeras semanas tu bebé va a regular sus necesidades de leche. Esto está mayormente determinado según la capacidad de almacenaje que tus pechos tengan o sea cuanto tejido glandular poseas. El tejido glandular es independiente del tamaño de tus pechos por lo que mujeres con pechos grandes podrían tener menos tejido glandular que las de pechos pequeños. Ambas, como señaláramos anteriormente, producen la misma cantidad de leche. Ahora bien los infantes de las madres que poseen mayor capacidad para almacenar leche, o sea tiene más tejido glandular, tienden a espaciar más sus tomas al pecho ya que toman más leche por toma. Los infantes de madres con menor capacidad de almacenaje toman más frecuentemente aunque toman en 24 horas la misma cantidad de leche que los de madres con más capacidad glandular. De igual manera los infantes de madres con mayor capacidad de almacenamiento pueden tomar de un solo pecho por toma, mientras los de madres con menos capacidad de almacenamiento necesitan tomar de los dos. Como ves el tamaño de tus pechos no determina cuanta leche produces, ni cuantas tomas diarias toma tu bebé. Cada pareja lactante tiene su propio ritmo, si el infante toma al pecho frecuentemente aún en las noches está creciendo bien, no hay de que preocuparse.

- *Moja, por lo menos, de 6 a 7 pañales al día.* Después del quinto día, el bebé orina, por lo menos, de 6 a 7 pañales bien mojados. Los nuevos pañales desechables son tan absorbentes que dificultan saber si están o no mojados, a menos que sea mucha la cantidad. Si no estás segura de cuántos pañales son, sepáralos en una bolsa aparte para que puedas contarlos o usa pañales de tela por uno o dos días.

- *El bebé hace, por lo menos, de 3 a 4 evacuaciones.* Luego de que se elimina la primera excreta verde y pegajosa llamada meconio, las evacuaciones serán tres o más al día, esto ocurrirá alrededor del tercer día. Estas evacuaciones son bien blandas, color mostaza y pueden llegar a ocurrir casi con cada alimentación al pecho durante las primeras tres a cuatro semanas.

- *Aumenta 7 onzas cada semana.* Un buen indicador de que el bebé está tomando suficiente leche es su aumento de peso semanal. Los bebés no deben perder más de 7% de su peso al nacer los primeros cinco días luego de su nacimiento. De ahí en adelante, los bebés amamantados deben aumentar, hasta el tercero o cuarto mes, a razón de 1 onza diaria o sea 7 onzas por semana.

◆ *El bebé se observa satisfecho.* Suelta el pecho él mismo, se observa relajado, abre los puñitos y los brazos y las piernas se relajan, se sonríe, hace sonidos de satisfacción, está soñoliento y se duerme.

Si tu bebé está ganando peso adecuadamente, es importante que no pienses que tu bebé tiene hambre porque llora mucho, porque después de lactar toma leche artificial o porque se chupa los puñitos. Los bebés lloran por muchas otras razones: están mojados, tienen sueño, tienen gases o cólicos o simplemente necesitan de tu cercanía, calor y cariño. Si tu bebé llora después de haber tenido una buena lactada, no le ofrezcas un biberón con leche artificial ya que muchos tomarán de esta debido a su intenso instinto de chupar, y no porque realmente estén insatisfechos.

Sacarse leche con una máquina de extracción para saber cuánta leche toma tu bebé no es un método confiable ni correcto. Si el bebé succiona bien al pecho, probablemente saque más leche de tu pecho que cualquier máquina extractora. Por el contrario, si el bebé no está tomando suficiente leche porque no está bien pegado o existe algún otro problema, la máquina pudiera sacar más leche de tus pechos que la succión de él.

Recuerda, en la lactancia no hay onzas para medir que tu bebé está tomando suficiente leche, sino estas señales que hemos discutido.

14

Plétora o hinchazón de los pechos: ¿cómo evitarla?

Entre el tercer y el quinto día después del parto, tus pechos comenzarán a producir la leche madura. Tus senos se empezarán a sentir más llenos y, si el bebé no amamanta frecuentemente, se pueden poner duros. Esto no es sólo leche, también es hinchazón de los tejidos mamarios en donde aumenta la circulación sanguínea y linfática para el inicio de la producción de leche. La plétora, sin embargo, puede ocurrir en cualquier momento después de los primeros días posparto. En estos casos es indicio de una remoción inadecuada de la leche. Si el pecho está muy lleno, puede molestarte y al bebé se le dificultará cogerlo.

Te daremos algunas sugerencias para mejorar la hinchazón molestosa de los pechos:
  ♦ Amamanta frecuentemente: de 8 a 12 veces al día ambos pechos.

- Evita suplementos de agua o fórmula, por lo menos, las primeras 3 a 4 semanas a menos que exista una razón médica real para usarlos.

- Si no puedes dar el pecho en alguna alimentación, debes extraerte la leche.

- Utiliza compresas tibias antes de lactar, o toma un baño tibio.

- Puedes ponerte compresas frías antes y después de amamantar para disminuir la inflamación, si es que sientes los pechos muy llenos. A algunas mujeres esto les alivia a otras no, decide tú misma si te conviene.

- Luego de amamantar a tu bebé, los primeros días, puedes aliviarte la hinchazón extrayéndote un poco de leche.

La mejor manera de evitar una hinchazón excesiva es ofreciendo el pecho al bebé frecuentemente los primeros días, además de no ofrecerle agua, fórmula o saltar alimentaciones. La plétora que no se atiende puede causar ductos tapados y mastitis, una infección del tejido mamario. Puede además afectar tu producción de leche ya que la presión excesiva en el tejido glandular puede activar lo péptidos de supresión causando una bajada en producción de leche. Siguiendo estas recomendaciones evitarás la hinchazón excesiva, pero si aun así persiste la hinchazón, debes buscar ayuda inmediatamente con un profesional de la salud especialista en manejo de problemas de lactancia.

15

Sugerencias para evitar pezones adoloridos

Muchas personas piensan que es normal sentir dolor en los pezones las primeras semanas de la lactancia. La realidad es que aunque puede ocurrir una molestia transitoria en los pezones tarde en el embarazo y durante los primeros días posparto, amamantar a un bebé nunca debe doler, siempre y cuando lo hagas correctamente. La molestia transitoria que sienten muchas mujeres se debe a que las fibras de colágeno se estiran con la succión del bebé; esto usualmente tiene su pico de los días 3 al 6 y va desapareciendo después de la primera semana, según aumenta el volumen de la leche y la flexibilidad del pezón. Aun con un enlace perfecto, puede ocurrir esta molestia inicial debido a que hay una vascularidad aumentada en el área del pezón y una pérdida normal del epitelio. Restringir el tiempo en el pecho o la frecuencia del amamantamiento no evita ni mejora esta molestia. Lo que hace es aumentarla ya que evita que el bebé tome suficiente leche, haciendo que quiera el pecho más frecuentemente. Además, la mamá puede lastimarse más removiendo al bebé inadecuadamente del pecho en vez de dejar que él lo suelte solo. Si en vez de una molestia, tienes dolor anormal o prolongado en los pezones o los tienes agrietados, tienes que buscar ayuda inmediatamente. Por lo general, estos síntomas se deben a la mala posición en el pecho o agarre incorrecto del mismo. Verifica la posición del bebé en el pecho, recordando siempre que debe estar correctamente alineado y con sus labios evertidos (hacia afuera). Para aliviar los pezones adoloridos o agrietados, puedes seguir las siguientes recomendaciones:

- ◆ Aplicarte de la misma leche sobre el pezón. Esto se ha usado por siglos para ayudar a sanar la piel del pezón ya que la leche tiene factores epidermales que ayuda en la regeneración de los tejidos. Claro, esto es siempre y cuando no tengas una infección en los pezones que la puedes identificar por un área roja, inflamada que pudiera tener una secreción purulenta. Si tienes alguna infección, es recomendable que enjuagues los pezones con agua tibia después de cada alimentación al pecho.

- ◆ Permite que los pezones se aireen y no los dejes atrapados con leche entre el sostén y las almohadillas húmedas. Para eso, puedes usar una concha protectora (breast shell) o un colador de metal pequeño, que cubra la areola y permita que los pezones reciban ventilación. Las conchas a las que nos referimos aquí no son las de los pezones invertidos, sino las que tienen unas aperturas grandes en la parte de atrás y están recubiertas con un plástico con agujeros que dejan pasar el aire. Estas permitirán que tus pezones se aireen y sanen más rápido.

* Si tienes que retirar al bebé de tu pecho, recuerda romper succión introduciendo uno de tus dedos entre las comisuras de sus labios y hacer presión en la encía inferior.

* Puedes usar un ungüento de lanolina anhídrida sobre tus pezones, siempre y cuando no seas alérgica a la lana. La lanolina forma una capa que permite que el tejido sane de adentro hacia fuera. Hay que lavar la superficie primero con agua tibia y secarla bien. Aplícalo después de lactar y NO tienes que removerlo antes de lactar, esto no hará daño a tu bebé. El uso de lanolina no debe sustituir el corregir el enlace del bebé al pecho, de hecho, si no corriges el enlace, la lanolina no te ayudará a resolver el problema que causa tu dolor.

Si después de corregir la posición y seguir estas recomendaciones, pasadas las 24 horas, continúas con dolor o no sientes mejoría, debes buscar ayuda profesional inmediatamente.

El dolor prolongado o anormal, que dure más allá de la primera semana, o el dolor crónico, nos señala que algo no está bien y que requiere intervención. La preparación prenatal del pezón, el color de la piel o del pelo, no están relacionados con el dolor en el pezón. La causa principal de dolor en el pezón durante el amamantamiento, como te señaláramos, es el resultado de un enlace incorrecto al pecho. En el 2008 McClellan et al encontraron que los infantes de madres que tenían dolor persistente en los pezones, a pesar de tener buen posicionamiento y enlace en el pecho, ejercían una succión más fuerte y una transferencia menor de leche que los infantes que no causaban dolor. Los datos revelan que los infantes que causan dolor ejercían una succión 50% mayor cuando esta activamente succionando y aún más del doble de la succión cuando ocurría la pausa que los infantes que no causan dolor. Se desconoce qué intervenciones se pueden llevar a cabo para reducir esta succión pero se pueden tratar técnicas para aumentar la frecuencia de las tetadas cosa de disminuir la succión fuerte debido al hambre y los cambios de posiciones con la posición ventral (de frente) u otras.

Entre otras posibles causas de dolor en el pezón se encuentran: los pezones invertidos; la plétora severa; el uso impropio o excesivo de la máquina de extracción de leche; el uso prolongado de almohadillas de lactancia o poca ventilación; la sensibilidad a cremas, lociones o aceites; la eczema u otras dermatitis; un rompimiento de la succión incorrecto; una succión desorganizada o disfuncional del infante; la presencia de frenillo; una infección bacteriana o por hongo y el uso de pezoneras. El manejo y tratamiento es según la condición o la causa del dolor. Es imprescindible en estos casos una evaluación visual del área del pezón y la areola ya que la apariencia del pezón puede dar al médico las claves esenciales sobre la naturaleza del problema.

Recuerda: no deben doler los pezones al amamantar y mucho menos estar agrietados.

16

Infecciones en
los pechos

C uando el dolor de los pezones no mejora con posicionamiento o corrección del enlace del bebé en el pecho, o si surge luego de que todo iba muy bien podrías tener una infección en el pecho. Algunos autores señalan que la infección bacteriana en los pezones es un estadío de la mastitis en los pechos.

La mastitis literalmente significa inflamación de los pechos y puede o no conllevar una infección bacteriana. La mayoría de los casos ocurre en las primeras seis semanas pero la mastitis puede ocurrir en cualquier momento durante la lactación.

La mastitis se presenta con un área dolorosa en el pecho, caliente, hinchada, en forma de cuña asociada con fiebre de 38.5 °C o más, acompañada de escalofríos, molestias parecidas al flú y enfermedad sistémica. Sin embargo, estas mastitis «de libro» sólo se observan en aproximadamente un 10-15 % de las mujeres afectadas. En la mayoría de los casos, el único síntoma es un dolor intenso en forma de «pinchazos», acompañado ocasionalmente de síntomas locales, como grietas y/o zonas de induración, pero sin que tengan fiebre o escalofríos. Algunos autores plantean que frecuentemente se equivoca el diagnóstico y provoca que se trate de un problema tan infravalorado como infradiagnosticado. El dolor se debe a que las bacterias se disponen en forma de películas biológicas en el epitelio de los alveolos y los conductos lactíferos. Cuando la concentración bacteriana rebasa los límites biológicos, el lumen de los conductos se reduce, de tal manera que la presión que ejerce la leche sobre un epitelio que está inflamado es considerablemente mayor. Como consecuencia de ello, cuando se va acumulando la leche en los conductos o cuando se produce la eyección de esta, se siente un dolor intenso en forma de «pinchazos». Esto ocurre también en los ductos tapados, que según esta teoría no son meramente tapones de grasa y células sino que también tienen bacterias. Este interesante planteamiento no ha sido avalado por otros autores ni por la Academia de Medicina de la Lactancia Materna, pero no nos sorprendería que se considerara muy pronto dado lo reciente del mismo.

El enrojecimiento, el dolor y el calor pudieran estar todos presentes cuando hay un área del pecho con plétora, bloqueada o tapada, pero necesariamente no hay una infección presente. La mastitis se diferencia de los ductos tapados en que esta conlleva fiebre y malestar sistémico, además de dolor localizado. El causante más común de la mastitis infecciosa es el Staphyloccus aureus resistente a penicilina. Otros organismos implicados como causantes menos comunes son el Streptococcus y la Escherichia coli.

Estos organismos por lo general entran al pecho materno de la boca y las fosas nasales del infante por medio de la piel agrietada en el pezón. Además del estancamiento de leche en el pecho, otros factores han sido asociados con la predisposición de desarrollar mastitis. Entre estos se encuentra: no dar de mamar con frecuencia, establecer horarios o una duración específica para dar el pecho, saltar tetadas, enlace pobre que lleva a una remoción poco efectiva de la leche, pezón lastimado, especialmente si está colonizado con S. aureus, enfermedad de la madre o el bebé, sobreproducción de leche, destete brusco, mujeres con perforaciones en los pezones ("nipple piercing"), compresión en el pecho, un ducto tapado, una madre con estrés, y fatiga y malnutrición materna o anemia.

La Academia de Medicina de la Lactancia Materna y la Organización Mundial de la Salud recomiendan que los laboratorios y otros procedimientos diagnósticos son innecesarios y no se deben hacer rutinariamente para el manejo de una mastitis. Si los síntomas de la mastitis no mejoran luego de dos días en terapia con antibióticos, si la mastitis recurre, si es una mastitis adquirida en el hospital o en casos poco usuales o severos, se recomienda que la leche se cultive y se realicen pruebas de sensibilidad. Por otro lado Jiménez *et. al.* (2009) recomiendan que, a toda mujer lactante que presente dolor en el pecho, acompañado o no de otros síntomas, se le debería recoger una muestra de leche lo antes posible para confirmar o descartar una mastitis infecciosa, realizar un tratamiento más racional y eficaz, y descartar otros problemas que pueden asociarse con dolor en el pecho/pezón.

Si has tenido síntomas consistentes con una mastitis por más de 24 horas debes comenzar en antibióticos. Aún si se requieren antibióticos las medidas de sostén son muy importantes. Estas deben incluir:

* Vaciado frecuente y eficiente de los pechos. La leche no está contaminada, por lo tanto, debe ofrecerse el pecho frecuentemente.

* Aplicar compresas tibias húmedas antes de lactar.

* Aplicar compresas frías después de lactar para la inflamación y el dolor.

* Descanso en cama es obligatorio ya que hay bacteriemia transitoria.

* Usar un sostén confortable.

* Tomar medicamentos para el dolor si los necesita, los antinflamatorios como el ibuprofeno son más efectivos.

Debes entender que la fiebre no es mala, que al contrario es el mecanismo que usa el cuerpo para combatir la infección y aunque se sentirá mal con fiebre no es necesario bajarla. El amamantamiento debe continuar a través de todo el episodio de la mastitis, interrumpir este puede causar plétora la cual puede contribuir a la formación de un absceso. Para que una mastitis se resuelva se requiere mucho más que recetar antibióticos. Tu médico debe discutir la prevención y las posibles causas de la mastitis para ayudarte a encontrar maneras de reducir los factores de riesgo que puedan causar recurrencias.

Absceso

El absceso mamario ocurre cuando hay una colección de pus en un área del pezón que no puede drenar. Es usualmente consecuencia de mastitis tratadas parcialmente o que no resolvieron. Los abscesos son raros pero se ha reportado que ocurren en el 3 al 11 % de las mujeres con mastitis infecciosa que no ha sido tratada. Los síntomas son: fiebre alta y fluctuante con escalofríos, malestar general, asociado a una masa firme, bien demarcada, dolorosa y eritematosa en un área del pecho. Al contrario de otras protuberancias en el pecho, es una masa que cuando se palpa se siente como goma o masilla. La mayor parte de los abscesos se suelen situar adyacentes al borde superior de la areola mamaria. El dolor suele ser más intenso que en las mastitis y la fiebre muy elevada. El ultrasonido es una herramienta útil para el diagnóstico.

Aspirar el contenido del absceso con una jeringuilla confirma la colección de pus y puede servir de tratamiento. Se puede hacer con una aguja fina que se introduce en el absceso y se aspira el fluido infectado. Puede ser necesario hacer aspiraciones seriadas. Los abscesos muy grandes pueden requerir de incisión y drenaje bajo anestesia local o general, dejando un drenaje para vaciar completamente el área del material purulento.

A los cirujanos frecuentemente les gusta drenar los abscesos con incisiones circunferenciales alrededor de la areola, la mayoría de las veces por razones estéticas. Sin embargo, en la madre lactante el tipo de incisión debe ser radial, no circunferencial, para minimizar el cortar ductos y afectar los nervios.

Los vendajes deben colocarse bien lejos de la areola, para permitir el amamantamiento o la extracción de leche. El amamantamiento puede ocurrir sin restricciones del lado no afectado. Aunque en la mayoría de los casos el bebé puede seguir amamantando del lado afectado, existe algún debate sobre la interrupción del amamantamiento en el lado afectado. Si el absceso requiere cirugía, el amamantamiento se puede reanudar después de que se drene el absceso y se inicien los antibióticos, mientras puedas tolerar dar el pecho de ese lado y no se afecte el lugar de la cirugía. Pudieras gotear leche del lugar de la incisión pero esto no representa ningún problema.

Mantener el pecho vacío es crucial para asegurar una resolución rápida. Si encuentras que dar el pecho del lado afectado es muy doloroso o el drenaje está muy cerca de la areola y le impide al infante pegarse al pecho, tienes que extraerte leche del lado afectado ya sea manualmente o con una extractora aproximadamente 10 minutos por cada alimentación al pecho que no ocurre.

Candidiasis

Si el dolor en los pezones comienza más allá de las primeras semanas, podrías tener una infección por hongo. La infección por hongo es causada, la mayoría de las veces, por el hongo Cándida albicans. Este se encuentra normalmente en nuestro tracto digestivo y en la vagina de la madre. Sin embargo, cuando ocurren alteraciones al sistema inmunológico o a las defensas del cuerpo, este organismo puede causar una infección.

Las condiciones más comunes asociadas a las infecciones por cándida son el embarazo, la diabetes mellitus, la supresión inmunológica y la terapia con antibióticos. La infección con cándida puede ocurrir en cualquier lugar de tu cuerpo, pero está asociada a la lactancia cuando está presente en tus pechos o en la boca del bebé. Si tuviste una infección vaginal por cándida durante tu embarazo, el bebé puede contagiarse durante el parto y luego del nacimiento. También puede contagiarte a ti a través de su boca cuando le das el pecho. Otras situaciones asociadas a la candidiasis son: pobre lavado de manos, trauma al pezón, uso de almohadillas de lactancia (especialmente los recubiertos de plástico), uso de esteroides, dieta alta en azúcares y lácteos, mastitis y el uso de pastillas anticonceptivas con estrógeno. La candidiasis siempre se debe sospechar en los casos de dolor crónico en el pezón o en casos de dolor tardío en el pezón, cuando una madre previamente ha estado lactando confortablemente y de momento presenta dolor en los pezones unido a hallazgos físicos. Esta se presenta con pezones rojos y brillosos, escamas, parches de hipopigmentación en la areola, una sensación de picor y ardor, clásicamente la madre lo describe como una sensación de quemazón en el pecho. Sin embargo, al inicio los signos de candidiasis no siempre son visibles, y solamente pudieras tener dolor mientras estás dando el pecho o entre cada tetada

La candidiasis oral en tu bebé puede presentarse con parches blancos en la lengua, en la mucosa de la boca, el paladar o las encías, parecidos al queso requesón ("cottage cheese"). En Puerto Rico, estas lesiones se conocen popularmente como "sapo". A veces, es difícil determinar si estos parches se deben a leche materna o a cándida. También, tu bebé puede tener una erupción en el área del pañal que no sana con las cremas tradicionales y estar quisquilloso e irritable, sobre todo, cuando la orina o las heces hacen contacto con la piel afectada. A veces, puede tener dificultades al mamar porque le duele la boca. Algunos bebés pueden estar totalmente asintomáticos.

En caso de que sospeches la presencia de candidiasis en tus pechos o en la boca de tu bebé, no te pases leche sobre el pezón ni ninguna crema hasta que seas evaluada por un médico. Si este hace el diagnóstico de candidiasis, te recetará antifungales tópicos u orales y puedes seguir lactando. Es importante, sin embargo, que tanto tú como tu bebé reciban tratamiento para evitar la reinfección de uno hacia el otro.

17

¿Cuándo se debe buscar ayuda inmediata?

Los problemas en la lactancia materna son fáciles de resolver si se busca ayuda temprana. A continuación te ofrecemos un listado de situaciones en las que debes buscar ayuda inmediatamente de un profesional de la salud experto en lactancia.

- El bebé no se puede poner al pecho.

- El bebé rechaza el pecho.

- El bebé no mama bien.

- En las primeras semanas, cada 24 horas, el bebé tiene menos de 7 a 8 alimentaciones.

- Cada 24 horas, el bebé hace menos de 3 evacuaciones (esto es sólo en las primeras 3 a 4 semanas).

- Tienes baja producción de leche.

- Sientes los pechos muy llenos y te molestan.

- Tienes pezones adoloridos.

- Te duele uno o ambos pechos.

- Tienes alguna pregunta o duda sobre la lactancia.

- El bebé ha perdido peso o no está ganando peso adecuadamente después de los primeros días, a razón de una onza por día.

De ocurrirte alguna de estas situaciones, debes buscar ayuda sin esperar. Muchas veces las mamás piensan que las preguntas o dudas que tienen son tontas, pero la mayoría de las veces aclararlas podría evitarte problemas más tarde.

18

¿Cuándo usar una máquina de extracción de leche?

Los equipos de extracción de leche materna no son necesarios para la mayoría de las madres. De hecho, comprarlos durante el embarazo o las primeras semanas después del parto no es recomendable. Lo más importante es que pongas a tu bebé al pecho inmediatamente después del parto y lo amamantes cada vez que él quiera durante las veinticuatro horas del día. Así te aseguras de empezar una buena producción de leche.

Cuidado con las personas que quieran venderte máquinas de extracción de leche antes del nacimiento de tu bebé. Estas sólo quieren venderte algo, no asegurarte un buen comienzo. De hecho, hay quien recomienda a las madres practicar sacándose calostro con una máquina antes de tener al bebé. Aunque estas recomendaciones se han hecho a madres diabéticas o con otros problemas, creemos que esto no es correcto hasta que no haya un cúmulo de evidencia científica que demuestre que la práctica es segura. NUNCA debes practicar con una máquina de extracción antes de tener a tu bebé. El estímulo de la máquina causa la liberación de oxitocina, la hormona responsable de las contracciones del útero durante el parto. Tratar de sacarte calostro antes del parto puede producirte contracciones prematuras, por lo que está contraindicado sobre todo si tienes un historial de parto prematuro, tienes menos de 37 semanas cumplidas, cérvix incompetente y embarazo de múltiples, entre otras.

El equipo que necesites dependerá de la situación o problema que tengas. A continuación te ofrecemos algunas situaciones en las que una máquina de extracción de leche te será de gran ayuda:

- un bebé que debe permanecer en la sala de recién nacidos;

- un bebé prematuro en intensivo neonatal;

- el infante está enfermo u hospitalizado;

- un bebé con problemas de succión o dificultad para coger el pecho;

- una madre hospitalizada o enferma que no pueda amamantar;

- interrupción de la lactancia debido al uso de medicamentos que verdaderamente lo ameriten;

- pechos con una plétora o hinchazón excesiva;

- y una madre que esté trabajando fuera del hogar.

Si se te presenta alguna de las situaciones anteriores, debes conseguir una máquina de extracción, pero conviene utilizar para estos casos, no las sencillas, sino una máquina de extracción doble, preferiblemente, alquilada. Las máquinas grandes para alquiler son las más efectivas siempre que se tiene algún problema de lactancia. Estas imitan bastante la succión del bebé al pecho y te permiten mantener una producción de leche adecuada. Además, el alquiler es muy económico por lo que no tienes que invertir gran cantidad de dinero. Se ha dicho que estas máquinas de alquiler son peligrosas pues pueden contagiarte a ti o a tu bebé con Hepatitis B u otras enfermedades. Esto está bien lejos de la verdad pues estas máquinas no transmiten el virus de hepatitis. Lo que se alquila es el motor que hace la succión y no hay contacto entre la leche y el motor. El equipo de extracción: las copas, tubos y recolectores deben ser individuales y nunca compartidos. NO existe ningún estudio o evidencia científica de que a través de estas máquinas se pueda contraer la hepatitis.

Si sólo tienes que sacarte leche de vez en cuando para aliviarte o dejarle una toma ocasionalmente a tu bebé, con una bomba manual o extrayéndote manualmente podrás hacerlo fácilmente.

Nada es más efectivo que la succión del bebé, por lo tanto, no utilices este equipo a menos que sea necesario. Si el bebé no puede pegarse al pecho, extraerte la leche dos a tres veces al día no permitirá que establezcas una buena producción de leche. Debes extraerte leche, por lo menos, cada dos a tres horas durante las 24 horas del día.

En nuestra realidad cultural y económica estos equipos de extracción son muy aceptados. De hecho, desgraciadamente se está promoviendo la idea de que no se puede comenzar a amamantar sin que la madre adquiera una máquina de extracción de leche. Las personas que fomentan esto, son sólo unos mercaderes de la lactancia. En los países en vías de desarrollo muchas mujeres amamantan y se extraen leche sólo manualmente. Entendemos que probablemente esto no sea real, ni aceptable en nuestro país, así que es importante que conozcas las opciones disponibles para ayudarte a decidir cuando realmente son necesarios.

19

La producción de leche cuando el bebé no se pega al pecho

lgunas madres tienen que iniciar su producción de leche sin ayuda del infante porque su bebé es prematuro y debe permanecer en la sala de recién nacidos ("nursery"), o tiene alguna condición médica que impida el amamantamiento inmediatamente después del parto. De igual manera, existen situaciones especiales en la madre que impiden el amamantamiento inmediato tales como un parto complicado o condiciones médicas que requieran separarla temporalmente de su bebé. Para todas estas situaciones, la madre requiere de asistencia y asesoramiento para iniciar la producción de leche sin la ayuda de su bebé. Para poder comenzar y mantener la producción de leche es necesario que te extraigas leche dentro de las primeras 12 a 24 horas después del parto y así no se afecte el inicio y establecimiento de tu producción.

Entre las recomendaciones que dan los especialistas en manejo de lactancia para bebés prematuros se encuentran:

- **Comienza a extraerte leche lo más pronto posible después del parto.** Siempre y cuando tu condición lo permita, empieza a extraerte leche dentro de las primeras 24 horas; de esta manera estimularás la producción y evitarás que se te hinchen los pechos.

- **Preferiblemente, debes iniciar con el uso de una bomba eléctrica mientras te encuentras en el hospital.** Si el hospital no cuenta con bombas eléctricas, puedes gestionar el alquiler de una bomba eléctrica grande o sacarte leche manualmente.

- **Empieza lentamente, incrementando el tiempo de extracción gradualmente durante las primeras 24 a 48 horas a cada 3 a 4 horas.**

- **Aumenta la regularidad de la extracción cuando la plétora o hinchazón de los pechos sea evidente para el segundo a tercer día después del parto a cada 2 a 3 horas.**

- **Debes extraerte leche, por lo menos, 8 a 12 veces en 24 horas los primeros 7 a 10 días.** Preferiblemente, cada 2 a 3 horas durante el día. Puedes hacer un plan de horario como sigue: 6 a.m., 9 a.m., 12 m., 3 p.m., 6 p.m., 9 p.m., 12 m.n., 3 a.m.

- **Después de la primera semana, debes obtener una producción de leche de 800–1000 cc (26 a 33 oz.) en 24 horas.** Esto permite que se vaya ajustando a

las necesidades del bebé. Además, tener una
producción abundante facilita que el bebé se pegue
al pecho con menos esfuerzo. Se debe aspirar a una
sobreproducción de 50 %.

◆ **Luego de que la producción es abundante, puedes
dormir en las noches, por lo menos, cuatro horas
sin interrupción mientras no estás con tu bebé.**
Esto te permitirá recuperarte más fácilmente y lidiar
mejor con la tensión de estar separada de tu infante.
Si te encuentras con tu infante, entonces la
extracción de leche debe ocurrir también en la
madrugada alrededor de las 3 a.m., para que puedas
suplir las necesidades del bebé.

◆ **Usar una bomba de doble succión para extraerse
la leche de ambos pechos a la vez disminuye el
tiempo requerido a la mitad, es decir, a sólo diez
minutos por sesión.**

◆ **Usar compresas tibias en los pechos y darse masaje
ligero en estos acompañado de golpecitos suaves,
facilita alcanzar una máxima producción de leche.**
Debes mantenerte extrayendo la leche hasta que los
chorros paren, luego dar masaje al pecho y continuar
hasta vaciarlo bien.

◆ **Utiliza la extracción manual en los últimos
minutos de la extracción.** Se ha encontrado que
las madres que usan la extracción eléctrica en
combinación con la extracción manual obtienen
un vaciado más efectivo y mayor cantidad de leche.

Llevar a cabo estas recomendaciones es muy importante para evitar la hinchazón de los pechos (plétora), la cual puede llevar al desarrollo de ductos tapados y mastitis.

Cuando no puedas iniciar la lactancia inmediatamente, busca ayuda u orientación para lograr una extracción efectiva de la leche.

20

Extracción, almacenamiento y manejo de leche materna

Cuando necesites extraerte leche, puedes hacerlo manualmente o con un extractor de leche. La extracción manual es barata, siempre está disponible y no requiere de baterías ni electricidad. Tienes que tomar en consideración, sin embargo, que la extracción de leche manual requiere de habilidad, toma tiempo y no siempre es efectiva para todas las madres ni tipos de situaciones. Toda madre debe saber extraerse leche manualmente. A continuación te ofrecemos algunas sugerencias para este tipo de extracción.

◆ Lávate bien las manos con agua y jabón antes de comenzar a extraerte la leche. Presta mucha atención en el área alrededor y debajo de las uñas. Acostúmbrate a lavar tus manos antes y después de alimentar a tu bebé y después de cambiarle el pañal.

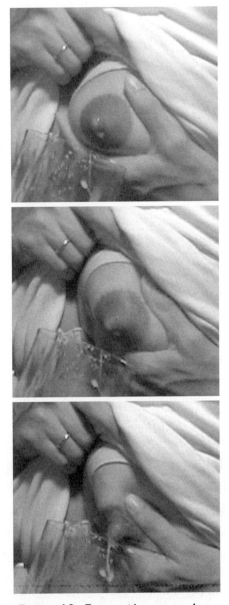

Figura 12: Extracción manual

- Puedes comenzar dándote pequeños masajes circulares en ambos pechos.

- Coloca tu dedo pulgar sobre la línea donde termina la areola en la parte superior del pecho y el dedo índice en la parte inferior del pecho. Esto es como formando una letra "C".

- Luego, haz presión hacia la pared torácica (tus costillas).

- Una vez presionado, trata de unir los dedos índice y pulgar.

- No estires la piel ni deslices tus dedos.

- Debes rotar los dedos alrededor de la línea que marca el final de la areola.

- Ordeña 5 minutos el primer pecho, luego 5 minutos el segundo. Luego, vuelve al primer pecho y ordeña por otros 3 minutos, luego haces lo mismo con el segundo pecho. Para finalizar, ordeña ambos pechos por dos minutos.

Si decides usar un extractor, escoge uno adecuado para tus necesidades. Para uso ocasional se recomienda la extracción manual de la leche, un extractor de leche manual o un extractor de batería o electricidad sencillo. Si vas a extraerte leche frecuentemente debe ser un extractor eléctrico, preferiblemente uno que permita que te saques leche de ambos pechos a la misma vez. Estos se pueden comprar o alquilar.

Antes de extraerte leche, relájate, toma dos o tres respiraciones profundas y date masaje circular en los pechos.

Ten contigo una foto de tu bebé. Estas cosas estimulan el reflejo de bajada que es producido por la liberación de la hormona oxitocina.

Si utilizas un extractor sencillo, puedes extraerte cinco minutos en cada pecho alternado, luego continúas 3 minutos alternando y procedes a darte masaje circular en el pecho. Para lograr un vaciado efectivo, es importante que en los últimos dos minutos de la extracción se utilice la extracción sencilla y la compresión del pecho a la misma vez.

Si utilizas un extractor doble, puedes extraerte leche mientras tengas mucho flujo. Una vez comience un goteo de leche, puedes dar masajes circulares y golpecitos a los pechos. Algunas madres aquí cambian a la extracción sencilla y se ayudan con la compresión de pecho manual por unos 2–3 minutos en cada pecho. La duración del periodo de extracción doble es de unos 12 a 15 minutos aproximadamente.

Algunas madres usan conchas de pecho para recolectar la leche que gotea de sus pechos entre las alimentaciones al pecho o las extracciones. Esta leche NO se debe almacenar ni ofrecer al bebé ya que puede estar altamente contaminada con las bacterias de la piel y se ha encontrado que tiene 50 % menos grasa que la leche que se obtiene de una extracción manual o por máquina.

Guarda la leche en un envase limpio. La leche materna se puede almacenar en bolsas plásticas desechables especiales para esta leche, o las regulares y también en envases duros de plástico o cristal. Si utilizas bolsitas regulares, estas deben ser dobles ya que tienden a romperse cuando se congelan líquidos en ellas. Para comenzar, llena las bolsitas con 2 a 3 onzas de leche, hasta que estés segura de la cantidad que tomará tu bebé en cada alimentación. El envase no se debe llenar más de ¾ ya que la leche, cuando se congela, se expande. Todo envase debe estar bien cerrado.

Rotula todo envase con el día, la hora, la cantidad de leche y el nombre de tu bebé. La leche materna tiene un color blanco-azuloso parecido al de la leche sin grasa. Guarda tu leche congelada si no la vas a usar en los próximos dos a tres días. Enfría siempre la leche en el refrigerador, por lo menos durante 30 minutos, antes de congelarla.

La duración de la leche materna que se guarda en un envase sellado depende del tipo de nevera o congelador que se use. Siempre es recomendable dejarse llevar por el tiempo mínimo, sobre todo en los climas cálidos como el nuestro. En la próxima página te ofrecemos una tabla sobre el tiempo de almacenamiento de la leche humana para infantes saludables y a término.

Descongela o calienta la leche bajo agua tibia que corra, o en un envase de agua tibia. No hiervas la leche humana. Puedes descongelar también la leche dejando las bolsas congeladas en el refrigerador la noche anterior. Debes agitar la leche antes de probar la temperatura para evitar quemaduras en la boca del bebé. No uses horno de microondas para calentar la leche humana ya que destruye algunos de los nutrientes en la leche. Recuerda estas recomendaciones:

◆ No descongeles la leche a temperatura ambiente.

◆ No calientes leche hasta que esté completamente descongelada.

Lugar de almacenaje	Temperatura	¿Cuánto tiempo?	Comentarios
En una mesa o tope	A temperatura ambiente de 60°F a 85°F (16-29°C).	3-4 horas óptimo 6-8 horas aceptable bajos condiciones bien limpias	Los envases deben estar cubiertos y deben mantenerse lo más fríos posible, cubrir el envase con una toalla puede mantener la leche más fría.
Neverita portátil (Cooler bag)	59°F o (15°C)	24 horas	Mantén los paquetes de hielo en contacto con los envases de leche todo el tiempo, trata de abrir la neverita lo menos posible.
Refrigerador o nevera	≤39°F(4°C)	3 días (72 hrs.) óptimo 5- 8 días bajos condiciones bien limpias	Guarda la leche en la parte de atrás del refrigerador.
Un congelador con puerta separada del refrigerador	≤0°F o (≤-17°C)	3 a 6 meses	Guarda la leche en la parte atrás del congelador, en donde
Un congelador solo o un congelador profundo	<-4°F o (-20°C)	6 a 12 meses	la temperatura es más constante. La leche que se guarda por periodos prolongados a los que se mencionan es segura pero puede saber rancia debido a que las grasas en la leche pueden degradarse.

Tiempo de almacenamiento de la leche humana para infantes saludables y a término

◆ No vuelvas a congelar leche una vez que se haya empezado a descongelar.

◆ No almacenes leche fresca en la nevera por más de cinco días.

◆ No congeles leche que ha sido guardada por más de 24-48 horas en el refrigerador.

Si has descongelado la leche en el refrigerador, se puede dejar a temperatura ambiente por 4 horas o menos; si no, se debe dejar en la nevera y debe usarse en las próximas 24 horas. Si la leche se descongela en agua tibia, no se puede dejar a temperatura ambiente y se puede guardar en el refrigerador hasta 4 horas. No es recomendable descongelar leche y dejarla a temperatura ambiente si el bebé no se la va a tomar inmediatamente.

Algunos expertos recomiendan descartar toda la leche que haya sobrado después de alimentar al bebé. La leche materna es tan valiosa que te recomendamos que, si sobra demasiada, la viertas en un envase limpio con tapa y lo coloques en el refrigerador. Debes usar esta leche en la próxima toma, de lo contrario, descartarla.

Algunas madres reportan que la leche cuando se descongela tiene un olor jabonoso y sabe rancia por lo que los bebés la rechazan. Esto se ha asociado a las lipasas de la leche y la digestión de estas sobre las grasas, se especula que ocurre un proceso parecido al de la saponificación de las grasas. Se recomienda siempre que los envases de leche se cierren bien y a las bolsitas se les saque todo el aire posible. Se ha reportado que las madres que perciben este olor o sabor rancio en la leche cuando la calientan un poco sin hervirla, luego la enfrían rápidamente y la congelan, sus bebés aceptan la leche sin ningún problema y el olor y sabor no se aprecia. Por otro lado, calentar la leche que ya sabe rancia no mejora su sabor o su olor.

Todas estas recomendaciones son solo para bebés a término y sin complicaciones médicas, si tu bebé está enfermo y se encuentra en la sala de recién nacidos, debes seguir las guías diseñadas para esos casos.

21

Guías para extraer y almacenar leche para bebés hospitalizados y/o prematuros

Los bebés prematuros o que se encuentran en la sala de recién nacidos o en intensivo neonatal requieren un manejo y cuidados especiales. Esto incluye el manejo y extracción de la leche materna tanto por la madre como por el personal del hospital. Estas precauciones adicionales garantizan que el bebé reciba la mejor leche y disminuyen el riesgo de infecciones y complicaciones.

Según las guías de la Academia Americana de Pediatría, AAP por sus siglas en inglés, TODOS los infantes prematuros deben recibir leche humana. A los bebés prematuros, una vez estos puedan ingerir leche, es necesario brindarles la leche de su mamá, pues esta los protegerá contra un sinnúmero de enfermedades infecciosas, permite que el tejido de su sistema gastrointestinal se desarrolle al máximo y previene el desarrollo de enterocolitis necrotizante, una condición que puede ser fatal en el bebé prematuro.

Dialoga con el pediatra y con el neonatólogo sobre la importancia de la leche materna para tu bebé y sobre tu interés de extraértela y llevarla al hospital para que se la den. La Unidad de Intensivo Neonatal debe tener un protocolo sobre cómo manejar la leche humana y debe seguir las recomendaciones de la AAP para manejo de la lactancia para infantes prematuros y enfermos. En especial la recomendación de que no existen datos que apoyen que a tu leche se le hagan cultivos de rutina para bacterias u otros organismos y mucho menos que no se le ofrezca la leche al infante hasta que estén disponibles los resultados de estos cultivos.

Las siguientes recomendaciones te ayudarán para la extracción y manejo de tu leche en caso de tener un bebé prematuro o enfermo.

La limpieza y la esterilización del equipo

Asegúrate de desarmar todas las partes del extractor de leche que sirven para recolectarla. Lava bien todas estas piezas con agua jabonosa y enjuágalas en agua caliente. Los estudios científicos han demostrado que lavar cuidadosamente con jabón este equipo y luego enjuagarlo es suficiente para eliminar los gérmenes. Pero si el personal del hospital te exige esterilizarlo, puedes hacer lo siguiente:

- Coloca las piezas en una cacerola de unos 5 litros de capacidad. (Si tienes un sistema eléctrico de esterilización, puedes usarlo).

- Llena con agua la cacerola hasta una pulgada por debajo del borde.

- Tapa la cacerola y deja que el agua hierva durante 20 minutos.

- Vierte el agua de la cacerola y deja enfriar las piezas con la cacerola abierta.

- Saca las piezas de la cacerola con una pinza y déjalas secar. No toques las partes internas que estarán en contacto con la leche en la extracción.

Extracción

Para comenzar la extracción, lávate bien las manos con agua y jabón. Recuerda limpiar bien el área debajo y alrededor de las uñas. Monta el equipo estéril de recolectar la leche al lado del extractor. No toques el interior ni el reborde del biberón de recolección. Tampoco toques la parte de adentro de la tapa del biberón, ni el embudo recolector. Colócate el envase colector sobre el pecho y empieza a usar el extractor. Ten cuidado de no tocar el área de adentro del reborde o el área del pezón.

Cuando hayas vaciado tu pecho, pasa la leche del envase colector a un envase estéril para almacenar leche materna. No toques el interior o el borde del envase de almacenamiento. El envase que debes usar es uno duro de cristal o plástico. Algunos hospitales te ofrecen las botellas de agua estéril. Esta agua la descartas cuando vas a llenar la botella con tu leche.

Si tienes un sistema de doble extracción, este procedimiento se hace en los dos pechos a la vez, de lo contrario, repite todo el procedimiento en el otro pecho.

Almacenamiento

Rotula el envase donde vas a almacenar la leche con el nombre de tu bebé, la fecha y la hora; inmediatamente, congela o refrigera el envase, dependiendo de lo que hayas planificado con la enfermera de la sala de recién nacidos. Es preferible que se les de la leche materna a los infantes pretérmino o enfermos dentro de las primeras 24 a 48 horas después de refrigerada, para preservar los nutrientes y factores inmunológicos al máximo. Además, disminuye la probabilidad de contaminación con bacterias. Si por alguna razón médica, no le pueden dar a tu bebé la leche en ese momento, puedes congelarla para que se la den cuando comience las alimentaciones orales. Esta leche se debe ofrecer en el orden en que se recolectó para proveer el beneficio nutricional mayor (la más vieja primero).

Esta guía es para el manejo de leche materna que se les dará a bebés prematuros y/o con alguna condición médica. Sí al principio obtienes poca cantidad de leche, no te frustres. Se requiere práctica para extraerse leche efectivamente. Muchas veces las madres de bebés prematuros se sienten cansadas por la tensión y el trabajo, así que recuerda descansar, comer y tomar líquidos para saciar la sed. Asistir a un grupo de apoyo para madres lactantes te alentará para continuar.

22

¿Cómo dar la leche extraída a tu bebé?

S i tu bebé no se puede pegar al pecho porque es prematuro o está enfermo; tiene labio fisurado o paladar hendido; o rechaza tu pecho, debes seguir las recomendaciones antes expuestas y extraerte leche para que sea la única que reciba. No es bueno darle mamaderas o chupetes las primeras cuatro a seis semanas en lo que aprende a coger bien el pecho, debido al riesgo de que este no aprenda luego a succionar correctamente al pecho. Existen varias maneras de darle leche a tu bebé que no incluyen el uso de la mamadera. Una de estas es usar un vasito o tacita ya que se evita así la confusión de mamadera, reduce la necesidad de utilizar un tubo nasogástrico, estimula los movimientos apropiados de la lengua y la quijada y fomenta el contacto visual y el estímulo social. Puede ser un vasito de los usados en los hospitales para dar medicamentos a los pacientes. Sigue las siguientes instrucciones:

- Mantén al bebé en posición erguida todo el tiempo. Inclínalo un poco hacia delante y luego lo sostienes sentado.

- Coloca debajo de su barbilla un pañito ya que siempre se pierde un poco de leche.

- Llena el vasito hasta la mitad y colócalo sin presionar sobre el labio inferior del bebé.

- Inclina un poco el vasito hasta que la leche toque el labio superior del bebé, pero no eches nunca leche directamente en su boca.

- Si el bebé quiere tomar un descanso, deja que el vasito descanse sobre el labio inferior.

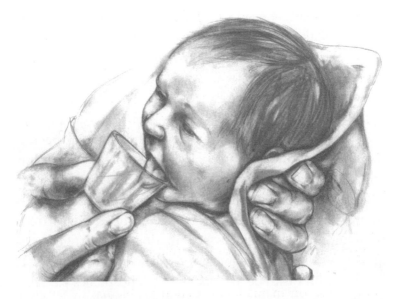

Figura 13: Alimentación con vasito

El bebé irá solito con su lengua succionando la leche que desee. Este método, si se hace correctamente, es muy seguro y facilitará que succione adecuadamente del pecho cuando esté listo.

Otra manera que puedes utilizar es la alimentación al dedo con un tubo nasogástrico o con un sistema de suplementación especialmente diseñado para esto. Con este sistema, debes hacer lo siguiente:

- Lava bien tus manos y mantén bien cortas tus uñas.

- Pega el tubito desde la yema a lo largo de tu dedo índice. Puedes usar para esto cinta adhesiva de papel o quirúrgica.

- Coloca a tu bebé semisentado.

- Roza la yema de tu dedo con los labios del bebé. Cuando abra la boca, introduce tu dedo con la yema hacia el paladar lo más atrás posible sin causarle náuseas al bebé.

- Frota la yema de tu dedo con el paladar del bebé y aplica una presión suave en la lengua.

- El bebé succionará la leche del tubo manteniendo la lengua bajo tu dedo y pasando esta sobre sus encías inferiores.

La alimentación al dedo se parece más a la alimentación al pecho que cuando usas una mamadera, así preparas al bebé a coger el pecho. Para bebés que se han confundido porque usaron mamadera o tienen problemas de succión, esta forma de alimentarlo permite también enseñarlo a colocar su lengua y los movimientos correctos para coger el pecho.

Otros métodos que puedes usar son alimentación con cuchara y con gotero. Siempre que uses uno de estos métodos es recomendable que un profesional de la salud especialista en lactancia materna te demuestre cómo hacerlo correctamente.

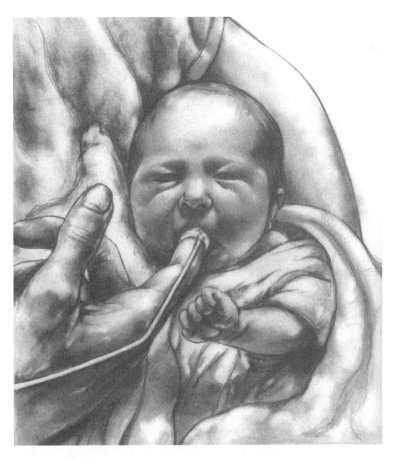

Figura 14: Alimentación con dedo

23

¿Cómo sobrellevar los primeros días?

L as primeras semanas de vida de un bebé pueden ser difíciles para los padres que tienen poca experiencia. Conocerlo y saber identificar sus necesidades son cosas que les pueden tomar tiempo. Ofrecemos algunas sugerencias para esas primeras semanas:

◆ Rodéate de personas que te den apoyo, no solamente para que te ayuden en las tareas de la casa, sino también que estén de acuerdo con tu decisión de amamantar y criar a tu bebé al pecho. Los comentarios negativos, muchas veces bien intencionados, pero producto del desconocimiento sobre la lactancia, pueden lograr que te descorazones y decidas dejar de amamantar a tu bebé. Sé firme en tu decisión de amamantar; recuerda que es un derecho de tu bebé y tuyo del que nadie debe privarlos. Cuídate del "sabotaje", busca ayuda correcta siempre que tengas dudas o necesites apoyo.

+ La primera noche que el bebé esté en la casa, puede llorar y estar inquieto, recuerda que estuvo nueve meses dentro de ti, oyendo tu voz, tu respiración y el latido de tu corazón. Por lo tanto, a veces el sólo pegarlo a tu cuerpo, mecerlo, acariciarlo y hablarle suavemente es todo lo que necesita para tranquilizarse.

+ Las visitas al hospital y a la casa pueden ser muy agotadoras y dejarte sin fuerzas para cuidar al bebé luego de que se hayan ido. Algunas personas, que tienen muchas amistades, no anuncian la llegada del bebé hasta varios días después del nacimiento. Esto te permitirá recuperarte. Es importante que tu esposo o algún familiar atienda a la visita para que puedas irte a descansar en caso de ser necesario.

+ Descansar, descansar, descansar es la clave del éxito. Muchas madres quieren ser supermujeres, y así se dificulta el proceso de amamantamiento. Es muy importante que siempre que el bebé descanse, tú descanses. No aproveches los momentos en que él está dormido para hacer tareas de la casa, sobre todo, durante las primeras semanas. La causa de que muchas madres dejen de lactar es, entre otras cosas, el agotamiento físico.

+ Tu bebé no siempre llora por hambre, la mayoría de las veces lo que necesita es que le cambien el pañal, le saquen un gas, le entretengan, le duerman o simplemente quiere ser amado un ratito. Esto no es engreimiento, sino necesidades particulares de cada niño. No temas cargar a tu bebé, los niños no se "dañan" porque les atiendan sus necesidades inmediatamente. Recuerda que el amamantamiento es una crianza basada en el amor. Tu esposo, algún familiar o alguna amistad te pueden ayudar mucho en estos casos.

- No temas llevar al bebé a tu cama para las alimentaciones nocturnas. Sentarse en un sillón varias veces en la madrugada cansa mucho. Amamanta la mayoría del tiempo acostada, con el bebé pegado a tu cuerpo. Ni tu esposo ni tú lo van a asfixiar. Sigue las recomendaciones sobre colecho que te ofrecemos más adelante en el capítulo 29.

- Toma líquidos para saciar tu sed y no saltes alimentaciones. Así te sentirás más alerta y con fuerzas.

- Asiste a grupos de apoyo para madres lactantes, te serán de gran ayuda sobre todo esas primeras semanas.

24

¿Poca producción de leche materna?

E s frecuente oír a una mamá decir que dejó de lactar a su bebé porque tenía baja o poca producción de leche materna. La realidad es que el problema principal de la mayoría de las madres no es de leche, sino duda y falta de confianza sobre si realmente tienen suficiente leche para alimentar a sus bebés. Existen creencias erróneas de que la leche se va si la mamá es mayor de cierta edad, si le regresa la menstruación, si tiene que volver al trabajo o si el bebé es mayor de cierta edad.

Hay varias señales reales que nos dejan saber si un bebé no está tomando suficiente leche. La primera de estas es su ganancia de peso:

- ◆ los bebés deben regresar al peso que tuvieron al nacer para alrededor de los 10 a 14 días de nacidos,

- ◆ una ganancia de menos de 1 onza de peso al día o 7 onzas a la semana, después de los primeros 5 días de nacido puede indicarnos que no está tomando suficiente leche.

La segunda señal es que orine menos de seis pañales en 24 horas después del quinto día de nacido. Si además de leche materna se le está dando al bebé agua, jugo o fórmula, la cantidad de pañales que este orina al día no se puede usar como señal de buena o baja producción de leche. Otra señal es que haga menos de 3 o 4 evacuaciones al día después del quinto día de nacido, pero antes de las 3 a 4 semanas de nacido.

La mayoría de las razones que se dan para justificar el suspender la lactancia o darle a un bebé leche artificial no constituyen señales verdaderas de baja producción de leche. Entre estas podemos mencionar que el bebé llora mucho, que se levanta frecuentemente, que no toma leche en un horario regular, que quiere que lo carguen demasiado, que no se duerme después de cada alimentación, que toma leche artificial si se le ofrece, que se chupa los puñitos y que amamanta muy a menudo. Es normal que un bebé haga todo esto y no deben ser consideradas razones válidas para dejar de lactar o para suplementar.

Las mamás también piensan que su producción de leche no es adecuada cuando tienen los pechos pequeños o muy grandes. La verdad es que el tamaño de los pechos lo que nos indica es la cantidad de grasa que tienen y no su capacidad para producir leche. Otras madres piensan que se les ha ido la leche porque luego de la hinchazón de los primeros días sus pechos se sienten suaves, lo que es perfectamente normal y bajo ningún motivo quiere decir que su producción haya disminuido. El hecho de que tu hermana o tu madre no dieran suficiente leche o que con otro bebé anterior se te fuera la leche, no son tampoco razones para pensar que se está produciendo poca.

Las personas que rodean a las madres lactantes, en ocasiones, les hacen dudar de su capacidad para amamantar con comentarios que siembran inquietudes. Preguntas sobre si tienes suficiente leche todavía o sugerencias de que esta ya no es suficiente y que el bebé ya está muy grande para amamantar son solo algunos ejemplos.

Si tu bebé aumenta bien de peso y orina más de seis pañales al día, NO TIENES por qué pensar que no das suficiente leche. Sin embargo, de esto no ser así, las causas comunes de baja producción de leche incluyen:

- alimentaciones cortas y apresuradas,

- saltar alimentaciones,

- alimentaciones por horario,

- un bebé soñoliento,

- confusión de mamadera debido a biberón o chupete,

- pobre posición o succión no efectiva,

- la introducción de otros alimentos o bebidas muy temprano o en demasiada cantidad,

- pastillas anticonceptivas con estrógeno,

- suspensión de las alimentaciones nocturnas muy temprano,

- regresar a trabajar sin extraerse la leche,

- un reflejo débil de bajada de leche debido a preocupaciones o creencias incorrectas,

◆ dolor,

◆ pobre unión o vínculo mamá-bebé (bonding), y

◆ poca ayuda de familiares y amigos.

El exceso de trabajo, fatiga o estrés, otro embarazo o una enfermedad del bebé que no le permita mamar bien también pueden ser razones para ocasionar una baja en la producción de leche. Es muy importante que antes de darle a tu bebé otro alimento o bebida que no sea leche materna, debido a que creas tener baja producción de leche, busques ayuda con un profesional de la salud especialista en manejo de lactancia. Si realmente tuvieras una baja producción de leche y fuera necesario suplementar a tu bebé con leche materna donada o con leche artificial, lo mejor es dar este suplemento pegando al bebé al pecho con un sistema de suplementación comercial o con alguno casero. Estos últimos los puede hacer el médico o el especialista de lactancia con un tubo nasogástrico y un biberón. El tubo se introduce en un biberón a través de la mamadera y el otro extremo se pega o se coloca sobre la areola de la madre, permitiendo así que la suplementación se le dé al bebé a través de los pechos. El que el bebé reciba el suplemento a través de los pechos en vez de con un biberón permite que aprenda a succionar bien del pecho, si es que ese es el problema; no interrumpe el amamantamiento y estimula tus pechos para aumentar así tu producción de leche. Esto no se puede lograr con los otros métodos. Siempre que el bebé se pegue al pecho y necesite ser suplementado el MEJOR método es el que te hemos descrito.

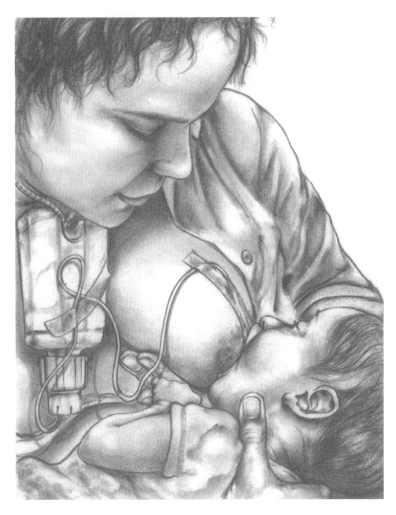

Figura 15: Sistema de suplementación al pecho

25

Tu bebé está amarillo... ¿Puedes continuar amamantándolo?

Tu bebé está amarillo porque tiene niveles altos de bilirrubina en su sangre. La bilirrubina es una sustancia que se libera cuando se rompen los glóbulos rojos en la sangre. Esta se acumula en el cuerpo por tres razones:

1. se rompen demasiadas células rojas rápidamente,

2. el hígado no puede procesar la bilirrubina, o

3. la bilirrubina que el hígado procesa se absorbe de nuevo en el intestino y regresa a la sangre.

La bilirrubina se procesa en el hígado para que el bebé la elimine en su excreta. Todos los bebés tienen niveles elevados de bilirrubina en la primera semana de vida y, a la mayoría, ni tan siquiera se le nota, esto se conoce como *ictericia fisiológica*. Un nivel de bilirrubina mayor de 5 mg/dl se conoce como ictericia clínica, esto quiere decir que hay algo que no es normal y que requiere investigación, pero no está relacionado, casi nunca, con la leche materna. Su pediatra le hará pruebas de sangre al bebé para determinar qué pudiera estar ocurriendo, pero tú debes continuar amamantando.

Si tu bebé está amamantando bien, tu leche no va a tener ningún efecto sobre los niveles de bilirrubina los primeros 5 días de vida. Esto quiere decir que la leche que tome no hará que estos niveles aumenten. Si tu bebé no está tomando suficiente calostro y leche materna, debido a que no toma al pecho suficientes veces, no se pega bien o no succiona bien, empezaste tarde a amamantarlo y/o estás suplementándolo con glucosa, posiblemente se agraven y aumenten los niveles altos de bilirrubina que ya tiene y se empiece a notar más amarillito. Esta situación se conoce como *ictericia asociada al amamantamiento* y también como *ictericia temprana o ictericia asociada a ingesta insuficiente de leche materna*. Puedes evitar esto mejorando el amamantamiento, logrando que el bebé succione bien y frecuentemente, que no se duerma en el pecho y evitando los suplementos con agua, con glucosa o con fórmula.

Si los niveles de bilirrubina son mayores de 12mg/dl en las primeras 48 horas de vida, hay que investigar las causas posibles, para descartar lo que se conoce como ictericia patológica. Debes, además, aumentar la frecuencia y la efectividad del amamantamiento.

Puedes continuar amamantando mientras le hacen las pruebas a tu bebé y durante el periodo de tratamiento que se determine necesario. Si a tu bebé hay que darle fototerapia, puedes continuar amamantando ya que los bebés no necesitan estar bajo la lámpara todo el tiempo.

Existe un tipo de ictericia que se conoce como *ictericia asociada a la leche materna o ictericia fisiológica prolongada*. Se sospecha que se deba a la presencia de un componente en la leche materna de algunas madres que no ha sido identificado y que causa aumento en los niveles de bilirrubina. Esta condición no se observa hasta después de la primera semana de nacido y es una prolongación de la ictericia fisiológica. Los bebés que la padecen están amamantando bien, aumentan bien de peso y no tienen ningún problema relacionado con la técnica de amamantar.

Si el bebé tiene menos de cinco días de nacido, está suplementado con leche artificial y/o no está amamantando bien, no se puede hacer el diagnóstico de ictericia asociada a la leche materna. Si tu bebé tiene más de una semana y le diagnostican una ictericia asociada a la leche materna no tienes que dejar de amamantarlo con niveles de menos de 20mg/dl de bilirrubina. Si le suspenden la lactancia de 12 a 36 horas debes extraerte leche cada 2 a 3 horas y darle el suplemento que recomiende el pediatra con un vasito para evitar la confusión de mamadera.

La ictericia es muy común en los recién nacidos. Casi todos los bebés que están amarillos pueden continuar lactando sin ningún problema. De hecho, la opinión médica actual es que es normal que los bebés lactados estén amarillos las primeras semanas; lo anormal son las bajas concentraciones de bilirrubina de los bebés alimentados con fórmula. Aunque esta información que te ofrecemos está respaldada por la Academia Americana de Pediatría y el Negociado de Salud de la Madre y el Niño de la Administración de Recursos y Servicios de Salud de los Estados

Unidos (MCHB-HRSA por sus siglas en inglés), todavía pudiera haber pediatras que no sigan estas recomendaciones. De ocurrirte esto, es necesario que pidas una segunda opinión con un pediatra que sepa de manejo clínico de bebés amamantados antes de suspender la lactancia a tu bebé.

A continuación, te ofrecemos una tabla que indica los diferentes tipos de ictericia, su posible causa, su tratamiento y si es necesario descontinuar el amamantamiento.

Tipo Ictericia	Causa	Tratamiento	Descontinuar la lactancia
Fisiológica	Es normal en todos los bebés sean o no lactados. No es dañino. Puede ser visible para el tercer día de nacido y durar alrededor de dos semanas.	No necesita tratamiento. No mejora nunca dando a los bebés fórmula o agua con glucosa, por lo tanto estos suplementos artificiales deben evitarse.	**No** existe razón
Patológica	Incompatibilidad ABO Incompatibilidad Rh Deficiencia de una enzima Sepsis Otros desórdenes	Depende de la condición que lo cause. La ictericia debe ser tratada ya sea con fototerapia o con un cambio de sangre en los casos extremos.	**No** existe razón, además, estos bebés necesitan de la leche materna más que los bebés saludables. Sólo está contraindicada en casos de galactosemia.
Ictericia asociada a la lactancia (Ictericia temprana o ictericia asociada a ingesta insuficiente de leche materna)	No se está amamantando al bebé con frecuencia. El bebé no succiona bien. Se le están dando al bebé agua o agua con glucosa disminuyendo así la producción de leche de la mamá.	Corregir la frecuencia de las alimentaciones al pecho. Si el bebé no succiona o la mamá no tiene suficiente leche suplementar con leche materna donada o fórmula utilizando un vasito, gotero o un suplementador al pecho, pero nunca mamaderas.	**No**, al contrario hay que fomentar el amamantamiento correcto.
Ictericia asociada a la leche materna (Ictericia fisiológica prolongada)	Se sospecha que se deba a la presencia de un componente en la leche materna de algunas madres que no ha sido identificada y que causa aumento en los niveles de bilirrubina.	Niveles de menos de 18 - 20 mg/dl en infantes a término que toman suficiente leche materna, no se hace nada. Si los niveles de bilirrubina son muy altos (> 20 mg/dl) se usa fototerapia. En casos severos se interrumpe la lactancia por 12 a 36 horas.	**No** hay necesidad de descontinuar la lactancia en casi ninguno de los casos.

26

¿Qué comer cuando amamantas?

Seguramente te han dicho que para amamantar debes tener una dieta excelente y dejar de comer un sinnúmero de alimentos para que tu leche sea buena. Esto no es necesariamente cierto pues tu leche será buena no importa lo que comas, sin embargo, no tener una dieta adecuada podría afectar tu salud pues la leche se hace a expensas de tu cuerpo.

La verdad es que todo el mundo debe llevar una dieta variada, pero el hecho de que algún día comas algo que no es muy "saludable" NO ES RAZÓN para dejar de amamantar a tu bebé. Lo más seguro es que durante tu embarazo empezaste a cuidar más de tu dieta por lo que la lactancia te permitirá continuar con estas buenas prácticas y extenderlas a los otros miembros de tu familia.

Se dice que una mujer debe comer "por dos" cuando está lactando, esto es incorrecto. Durante tu embarazo guardaste unas 6 a 10 libras de grasa como reserva para la lactancia. El amamantamiento te permitirá perder estas libritas poco a poco, recuperando así tu figura ya que para producir leche se usan unas 450 a 500 kcal/día.

Las madres lactantes no deben eliminar **NADA** de su dieta. Si bien es cierto que algunos alimentos como el maní, el chocolate, el repollo, la cebolla y la leche de vaca, entre otros, se han asociado con alergias y llanto en los bebés, en la gran mayoría de estos no producen absolutamente ningún síntoma. Por lo que no debes dejar de comer ningún alimento a menos que se compruebe, mediante una dieta de eliminación supervisada por un nutricionista, que ese alimento es el responsable de los síntomas de tu bebé. Si sospechas que algo de lo que comes le cae mal a tu bebé, debes eliminarlo por varios días. Si luego de eliminarlo notas mejoría en tu bebé, sabes que por el momento no debes ingerir ese alimento en particular. De lo contrario, si pasadas dos a tres semanas no hay mejoría, seguramente, el alimento no tiene que ver nada con el llanto o molestia del bebé.

NO es correcto, bajo ningún concepto, decir que para lactar no debes comer: sopas que contengan tomate o mariscos, carne de cerdo, embutidos, mariscos, huevos, ningún tipo de leche o quesos, tomate o maíz, china, toronja, limón, piñas, jugo de tomate, pastas o fideos, cereales de trigo, maíz y maicena, pan, galletas, licor, cerveza, malta, colas, crema de leche, mantequilla y margarinas, nueces en general, polvo de hornear, mezclas de harina para bizcochos, levadura, colorantes y preservativos. Señalar o decir que no debes ingerir ninguno de estos alimentos es ridículo e irresponsable, ya que restringe demasiado la dieta de la madre lactante, lo cual puede ser un riesgo para tu salud y convierte el amamantamiento en un sacrificio.

Existe el mito de que debes tomar mucha agua y leche para producir leche. Lo cierto es que debes tomar líquidos para saciar la sed, siempre que tengas sed toma un vaso de agua o jugo para calmarla, así suplirás a tu cuerpo con todo el líquido que necesita. No hay que tomar leche para producir leche, si es tu costumbre tomarla y no te hace daño, tómala. De lo contrario, consume alimentos ricos en calcio, tales como queso, yogur, sardina, salmón, brécol y espinaca o toma suplementos de calcio en tabletas.

Las recomendaciones sobre nutrición para las madres lactantes respaldadas por las autoridades en nutrición expertas en el tema de lactancia son las siguientes:

- una dieta saludable basada en las recomendaciones nutricionales diarias,

- reforzar a las madres que la calidad de su leche, generalmente, no se afecta por su dieta,

- sugerir que se coman meriendas y comidas que sean fáciles de preparar,

- informarles a las madres lactantes sobre la pérdida de peso normal en las mujeres que amamantan,

- tomar líquidos suficientes para calmar la sed,

- comer las calorías por día según su estatura, su estructura ósea y su edad,

- usar el apetito como guía para la cantidad de comida que se coma las primeras seis semanas,

- mantener la ingesta de café, cola u otras fuentes de cafeína a 2 servicios o menos por día,

- las mujeres que toman alcohol ocasionalmente no deben dejar por esto de lactar, se recomienda moderación: no más de 2-2.5 oz. de licor, 8 onzas de vino o 2 latas de cerveza en un solo día,

- muchos clínicos recomiendan continuar tomando las vitaminas prenatales sobre todo si ingieres una dieta alta en alimentos procesados y no orgánicos,

- incluir en la ingesta diaria 200 a 300 mg de ácidos grasos Omega-3 para garantizar que hay una concentración suficiente en la leche materna, esto se puede lograr consumiendo una o dos porciones de pescado por semana o con suplementos nutricionales.

La movilización de calorías durante la lactancia lleva a la mayoría de las mujeres a perder peso durante los primeros 6 meses. Se pierden de 0.5 a 1.0 Kg. (1-2 libras) después del primer mes posparto. No todas las mujeres pierden peso en el posparto, algunas ganan peso independientemente de si lactan o no. No se recomienda perder más de 1 libra (0.5kg) por semana en mujeres que amamantan. No es recomendable limitar la ingesta de alimentos durante el posparto temprano, ya que limita la ingesta de nutrientes necesarios para la recuperación del parto.

A continuación te incluimos una tabla con algunos mitos o ideas erróneas que te puede ayudar.

¿Qué comer cuando amamantas?

Mito	Orientación
La mujer que lacta tiene que tomar **mucha agua** para producir leche.	Para producir leche no hay que tomar mucha agua. Tomar agua en exceso de la necesaria para calmar la sed puede tener un efecto diurético. A la mujer lactante le da por lo general mucha sed por lo que puede calmar ésta con agua, jugos u otros líquidos.
La mujer que lacta no puede comer alimentos muy **condimentados y/o picantes**.	Las comidas caribeñas son ricas en condimentos y especies (ajo, cebolla, orégano, comino, pique) esto no afecta al bebé y es absurdo privarlo de los sabores que estas sustancias dejan en la leche materna si una vez él empiece a comer sólidos también serán sabores regulares de su dieta.
La mujer que lacta no puede comer **chocolate**.	El chocolate se ha asociado a cólicos en algunos bebés pero no por esto se debe evitar. Si se sospecha alergia al chocolate se debe recomendar una dieta de eliminación.
La mujer que lacta no debe tomar **café**.	La mujer que lacta debe limitar su consumo de café a dos servicios al día ya que la cafeína pasa a través de la leche materna. Una tacita de café en las mañanas y una en la tarde no afecta a la gran mayoría de los bebés y prohibirla sacrifica mucho a nuestras madres que son cafeteras por tradición.
Si lactas tienes que tomar mucha **leche**.	Ya mencionamos que aunque la madre debe ingerir calcio si ésta no puede hacerlo por medio de la leche, porque no le gusta o no acostumbra a tomarla, puede sustituirla por otros alimentos ricos en calcio tales como, queso, yogur, sardina, salmón, brécol, y espinaca, o tomar suplementos de calcio en tabletas.
La mujer que lacta **no** debe tomar **leche**.	Si la madre toma leche como parte regular de su dieta no existe razón para eliminar ésta de su dieta por temor a los cólicos o alergias del bebé. La eliminación de la leche se recomienda sólo ocasionalmente, desde el embarazo, en aquellas mujeres con un fuerte historial familiar de alergia a la leche para tratar de disminuir la producción de alérgenos que afecten al bebé.

147

Mito	Orientación
Para producir leche hay que tomar, **horchata de ajonjolí, fenugreek, bacalao, arencas, tomar té o infusiones como el "mother's milk tea" y/o levadura de cerveza**.	No existe ningún estudio científico que pruebe que la ingesta de estos alimentos aumenta la producción de leche. La producción de leche se aumenta y se mantiene con una succión frecuente y efectiva del bebé al pecho y/o con un extractor de leche materna. Si la madre quiere tomar la horchata de ajonjolí puede hacerlo siempre y cuando entienda que ingerir ésta sin vaciar el pecho frecuentemente no hace absolutamente nada por la producción de leche.
El **repollo** y las **habichuelas** dan gases.	El repollo y las habichuelas podrían dar gases a la madre cuando la celulosa se degrada en los intestinos. Sin embargo, es importante aclararte que estos gases NO pueden viajar de la sangre materna a la leche.
No se puede tomar **alcohol** cuando se está lactando.	Se pueden tomar, como indicáramos anteriormente, cantidades mínimas de alcohol.
No puede comer ni **pizza, ni hamburguesas ni "hot dogs", ni papitas fritas**.	Vivimos en una sociedad complicada en la que muchas veces tenemos que acudir a las comidas rápidas. El comer éstas no afecta la calidad ni la cantidad de la leche. En caso de madres que solo ingieren este tipo de alimentos es importante que se le haga una evaluación nutricional para ayudarlas a encontrar alternativas más saludables dentro de este tipo de comidas.

Si quieres asegurarte de que llevas una dieta variada y de acuerdo con las recomendaciones, consulta con un nutricionista privado o uno del Programa WIC. Amamantando a tu bebé le darás la mejor nutrición y ganarán ambos una mejor salud.

27

Los papás y la lactancia materna

L a naturaleza ha otorgado a los mamíferos la capacidad de alimentar a sus crías. La mujer, a través de sus pechos, brinda a su bebé el alimento perfecto para fomentar al máximo su desarrollo físico, mental y emocional. Muchos papás piensan que al no poder alimentar a sus bebés se privan de una parte importante de su cuidado. La realidad es que la lactancia permite que el padre cumpla con su papel natural, ser el protector de la madre y el bebé y procurar ayudarlos y asistirlos en sus necesidades.

Tan importante es el papá en el éxito de la lactancia que la decisión de amamantar de la mayoría de la madres se ve afectada principalmente por la actitud que este tenga sobre la misma. El papá tiene un papel vital si tomamos en consideración que ayudará a suplir las necesidades básicas de mamá, sobre todo, esas primeras semanas de la lactancia. Procurará que la madre se alimente adecuadamente y descanse lo suficiente. Además, él puede tomar parte activa del cuidado del bebé haciéndose cargo del baño, cambiando los pañales y cargando al bebé. Muchos padres son muy buenos calmando a un bebé que está llorando. El papá no solo ayuda en las tareas del hogar para que mamá tenga tiempo de descansar, sino que también pasa a ser su apoyo emocional, animándola y respaldándola en su decisión de amamantar ante familiares y amigos.

El papá que apoya la lactancia se asegura de tener un bebé más saludable, inteligente y feliz, además de saber que su esposa se recuperará del parto mejor, permanecerá más saludable y probablemente más contenta al poder alimentar ella misma a su hijo. Al amamantar al bebé, la familia se ahorra una gran cantidad de dinero en fórmulas, visitas médicas y medicinas, lo que les permitirá disfrutar de otras cosas o actividades que deseen. Es importante señalar que el apoyo de papá, además de acercarlo más a su bebé, fortalecerá su relación con la madre ya que ayudará a estrechar sus lazos de amor. Mamá agradecerá y se dará cuenta del gran amor y dedicación que su esposo demuestra al brindarle toda su ayuda, apoyo y protección. Por todo esto es que recomendamos que el padre se prepare para la llegada del bebé asistiendo junto a la madre a la visita prenatal de orientación sobre lactancia materna, leyendo libros y observando vídeos sobre el tema. La mayoría de los padres puede saber tanto o más de lactancia que las madres. Esto les permite ayudar a sus esposas más directamente ya que pueden recordarles cosas básicas del amamantamiento que estas puedan haber olvidado tales como la colocación y posición del bebé en el pecho, frecuencia del amamantamiento o cómo asegurarse de que toma suficiente leche, entre otras.

Otra recomendación que ofrecemos siempre a los padres es que planifiquen sus vacaciones de tal manera que coincidan con la llegada del bebé. En Puerto Rico, aunque la ley 165 del 10 de agosto de 2002 otorga a los empleados del gobierno una licencia de paternidad por un término de cinco (5) días laborables con sueldo, contados a partir del nacimiento del hijo o hija, este periodo es muy poco. Las necesidades de la mamá y el bebé van a requerir de la presencia de papá casi todo el tiempo. Planificar estar disponible, por lo menos dos semanas, facilitará el proceso para toda la familia. No hay duda de que papá necesita también suficiente tiempo para adaptarse a su nuevo rol, suplir las necesidades de su compañera y su hijo, y atender sus propias necesidades. La paternidad es el momento más importante en la vida de un hombre y este nunca se debe privar de todo el proceso que conlleva.

En los procesos del embarazo, el parto y la lactancia, el padre debe tomar parte activa y ser una figura importante. El impacto de su participación en estos y en la crianza de su hijo tendrá seguramente repercusiones muy positivas en el desarrollo de ese ser humano que acaba de nacer.

¡Papá, tú eres importante para que mamá y bebé tengan una lactancia exitosa! Recuerda, fomenta el amamantamiento... *porque lactar es amar.*

28

La crianza de apego y el pecho materno

Los beneficios de la leche materna para la salud de los niños y niñas están reconocidos por las autoridades científicas y por la comunidad en general. La superioridad biológica de la leche materna sobre las fórmulas es indiscutible. En la última década, se han documentado las ventajas de la lactancia materna para los infantes, sus madres, sus familias y la sociedad. Entre estas se encuentran beneficios a la salud, nutricionales, inmunológicos, al desarrollo, psicológicos, sociales, económicos y ambientales.

Muchos de los beneficios que ofrece la lactancia materna no se deben solamente a la especificidad biológica de la leche humana, sino a la manera en que esta se le da al bebé. Nos referimos al amamantamiento, o sea, dar el pecho al bebé. A través del amamantamiento, se crea un vínculo especial entre la madre y su hijo. La investigación en el campo de la psicología ha demostrado, hace ya mucho tiempo, que los bebés y los niños y niñas con vínculos seguros crecen para convertirse en adultos afectuosos, confiables y preocupados por la realidad ajena. Dar el pecho permite un contacto físico que es esencial para el desarrollo psicomotor del infante.

Cuando una mujer da el pecho no solamente está alimentando a su bebé con la mejor leche sino que también lo está criando de una manera diferente. La crianza al pecho difiere sustancialmente de la crianza con biberón y leche artificial. Las rutinas diarias de alimentación, los patrones de sueño, de evacuación y crecimiento, y de cuidado diario son diferentes en ambos métodos.

La alimentación al pecho materno provee las bases para una crianza de apego que fomenta, en el infante o niño, el desarrollo de la confianza, la empatía y el afecto para crear con sus padres una relación de seguridad, de paz y duradera. Sin embargo, la sociedad puertorriqueña fomenta la separación temprana de las madres y sus hijos. Desde el momento del parto, se producen barreras físicas que impiden el contacto continuo en esas primeras horas de nacido, y los patrones de crianza centrados en la alimentación artificial dirigen a las madres también a esa separación. El no cargar al bebé mucho por miedo a engreírlo, el dejarlo llorar, el mantenerlo en una habitación separada a la de sus padres, el establecer horarios para alimentarlo y las separaciones frecuentes entre los padres y sus hijos son algunos ejemplos de los estilos de crianza que afectan la lactancia materna y la crianza de apego.

Muchas personas insisten en que nuestros hijos tienen que desarrollarse en seres independientes y que es necesario que esto lo logren desde muy pequeñitos. La realidad es que biológicamente nuestros niños no están preparados para esto. Nuestros bebés nacen antes de lo que deberían nacer para que sus madres puedan parirlos, ya que de lo contrario el tamaño de su cabeza y su cuerpo sería muy grande e imposibilitaría a cualquier mujer tener un parto normal. Como resultado de esto, los bebés no tienen un sistema nervioso maduro y por eso tardan en hablar, incorporarse y caminar. Al ser tan inmaduros cuando nacen, nuestros bebés son muy dependientes y necesitan atención constante y mucho contacto físico con sus padres. De hecho, algunos antropólogos aseguran que los humanos tenemos, en realidad, una gestación de 21 meses: nueve en el útero y 12 meses más en el exterior, en los brazos de nuestros padres. Responder sensiblemente a las señales de un bebé, atenderlo antes de que sea necesario que llore, no hará que su hijo sea un adulto dependiente. Por el contrario, el mensaje que se le da es que sus padres estarán ahí para ayudarlo siempre durante todo su proceso de crecimiento y desarrollo.

Bajo ningún concepto estamos implicando que las madres que alimentan a sus bebés con biberón no pueden llevar a cabo una crianza de apego. Lo que sí estamos diciendo es que dar el pecho promueve este tipo de crianza. De hecho, el padre, aunque no da el pecho, puede aportar grandemente a la crianza de apego durante la lactancia. Vistiéndose con su bebé; esto es, cargándolo todo el tiempo posible, bañándolo y consolándolo, son algunas de las cosas que los papás pueden hacer para ayudar en este periodo. Estudios recientes demuestran que la hormona oxitocina, además de ser la responsable de las contracciones del útero durante el parto y de promover que la leche salga del pecho de la madre, es también la hormona del amor. La oxitocina produce sentimientos amorosos hacia el bebé de parte de la madre y del padre. Se ha encontrado que a los papás que participan activamente en la crianza de sus bebés les suben los niveles de oxitocina al igual que a las mamás.

A menudo encontramos personas que nos dicen que todo esto está muy bien, pero que criar a un bebé de esta manera es agotador para la madre. A lo que respondemos que criar a un niño siempre es una experiencia agotadora, probablemente es la tarea más difícil que realicemos en toda nuestra vida. Cuidar, dirigir, orientar y disciplinar con amor son tareas que requieren mucha energía, pero que rinden la mayoría de las veces un fruto muy hermoso, un ser humano maravilloso. Las madres que amamantan y realizan una crianza de apego deben también mantener un balance en su vida familiar. Buscar ayuda entre los miembros de la familia para las tareas del hogar, cuidarse, comer alimentos nutritivos, procurar ratos de descanso, asistir a grupos de apoyo para madres y padres, compartir con amistades y hacer ejercicio físico son algunas actividades que ayudan a una madre a sobrellevar los primeros años de su hijo.

29

La verdad sobre el colecho

El colecho es la designación que se le ha dado en español a las diferentes maneras en que los bebés duermen en contacto emocional y físico muy cercano con sus padres, usualmente, al alcance de sus brazos. El colecho no se refiere simplemente, a compartir la cama sino también a compartir el cuarto o cualquier situación en que los padres y los infantes están durmiendo al alcance de los brazos, pero no necesariamente, en la misma superficie.

Los oponentes del colecho hacen alegaciones falsas al decir que el lugar donde mejor duerme un bebé es en su cuna solo; la evidencia científica ha demostrado lo contrario. Para la lactancia el colecho es muy importante porque permite que la madre dé el pecho en las noches sin prácticamente interrumpir su sueño. Entre los beneficios que se mencionan para las parejas lactantes están mayor producción de leche, aumento en los periodos de sueño del infante y la madre, disminución de los niveles de estrés, mejor regulación de la temperatura del bebé, aumento en la pérdida de peso en la madre luego del embarazo y aumento en la sensibilidad para ambos comunicarse.

Uno de los problemas más grandes con que se enfrentan las madres lactantes son las alimentaciones nocturnas. El levantarse cada 2 a 3 horas en la noche para dar el pecho es agotador para cualquier madre. Sobre todo, cuando a esto se le añade la muy frecuente y equivocada recomendación de que nunca lleve a su cama al bebé para lactarlo. La Academia de Medicina de la Lactancia Materna en su protocolo #6 emitió las guías para el colecho y el amamantamiento. Los estudios del Dr. James J. McKenna demuestran las ventajas del colecho, las falacias infundadas sobre el mismo y cómo practicar un colecho seguro. Lo que expondremos aquí está basado en estos documentos.

Existen unas recomendaciones para hacer seguro el ambiente social y físico del colecho. Es importante que el colecho seguro requiere que los padres sean personas que escogen el colecho específicamente para criar, cuidar, alimentar o estar cerca del infante para monitorearlo o protegerlo. El colecho debe llevarse a cabo de una forma segura. Es importante que nos aseguremos que el bebé duerme en una superficie limpia, firme y no acojinada. Un colchón sin marco (frame) en el medio del cuarto es lo ideal. También se recomienda que proveamos un ambiente libre de humo. Si la madre o el padre fuman, no importa en dónde fumen, el bebé no debe dormir en la cama con esa madre o ese padre. Otra recomendación a seguir es el colocar al bebé a dormir boca arriba. Después de amamantar asegúrese que el bebé está acostado boca arriba.

Existen además unas cosas que NO se deben hacer si queremos realizar un colecho seguro. Estas son:

1. Los padres no deben consumir sedantes, medicamentos, alcohol o alguna otra sustancia que produzca somnolencia.

2. Ninguno de los padres debe estar enfermo o extremadamente exhausto.

3. No compartir la cama si hay un espacio entre la cama y la pared en el cual el bebé pueda quedar atrapado.

4. No compartir la cama si uno de los padres está obeso.

5. Los hermanos no deben compartir la cama con infantes de menos de un año.

6. Las mascotas no deben compartir la cama con el infante.

7. No usar cubrecamas o frisas pesadas.

8. No permitir que algo cubra la cara o la cabeza del bebé.

No existe evidencia para condenar el colecho como rutina. Hay que educar a los padres sobre el colecho, sus riesgos y ventajas, cómo practicar el colecho seguro y orientarlos sobre las diferentes alternativas que existen para practicarlo. Las tetadas nocturnas son importantes para mantener una buena producción de leche y una ganancia de peso adecuada del bebé. Prohibirle a una madre que practique el colecho si esta sigue las precauciones debidas, solamente basado en nuestros prejuicios personales, la condena a una lactancia muy sacrificada y probablemente a un destete prematuro, especialmente si ella tiene que regresar a trabajar fuera del hogar.

30

¡Mi bebé es un llorón!

Una queja frecuente de los padres de un recién nacido es que su bebé llora mucho. Realmente, los bebés no tienen otra manera de manifestar sus necesidades. Luego de nueve meses dentro de su madre, oyendo su voz y los latidos del corazón es razonable que necesite constantemente de ella y que sea por medio del llanto que lo manifieste. Los bebés humanos nacen muy indefensos y requieren por lo tanto que se les satisfagan todas sus necesidades, sobre todo, durante los primeros años. El llanto de un bebé es probablemente el sonido más difícil de ignorar para un adulto. Tal parece que la naturaleza quiere asegurarse de que el bebé reciba atención inmediata. Nada impulsa más a un padre o a una madre a atender a su bebé que su llanto.

El primer llanto de un bebé sirve para que comience a respirar. De ahí, la idea errónea de tanta gente de que a los bebés hay que dejarlos llorar para que se les desarrollen los pulmones. Después de este primer llanto a la vida, los bebés deben atenderse diligentemente siempre que lloran. Cuando un bebé llora, lo que espera es una respuesta de su medio ambiente. No sólo lloran porque tienen hambre, contrario a lo que se piensa comúnmente. También lo hacen porque tienen frío, quieren que se les cambie el pañal, desean que los carguen o simplemente porque están aburridos. Cuando los padres ignoran el llanto de un bebé le están enviando un mensaje a su hijo de que no están disponibles para cumplir con su función protectora. El bebé puede dejar de llorar por frustración y no porque sus necesidades le fueran satisfechas.

El llanto del bebé no es el mismo todo el tiempo y según este va creciendo sus padres van conociendo sus necesidades poco a poco. Se les dice a los padres que no carguen a su bebé cada vez que llora porque los está manipulando y lo van a engreír o malcriar. Esta recomendación, sin embargo, va en contra de lo que biológicamente se ha diseñado para servir como una estrategia del bebé para sobrevivir. Según la antropóloga Meredith Small "la/ el bebé ha sido biológicamente diseñado para manipular a los adultos, a fin que estos se ocupen de ella/él". Esta manipulación, para nada, afecta el desarrollo del niño ni nuestra relación con él. Los bebés no se engríen ni se malcrían cargándolos, dándoles amor y no dejándolos llorar. De hecho, los bebés deben estar en los brazos de sus padres y familiares la mayor parte del tiempo. En las culturas en que los bebés se cargan casi todo el tiempo en brazos, estos lloran menos, tienen menos "cólicos", mantienen un ritmo cardiaco y respiratorio normal y están más tiempo alertas.

En nuestra cultura, preferimos poner al bebé en una cuna o usar un cargador antes de cogerlo en brazos. De hecho, se critica con demasiada frecuencia a los padres que cargan a sus hijos pegados al cuerpo. Se acostumbra, además, alimentar al bebé con horarios fijos y no atender su llanto rápidamente. Esto les proporciona alguna libertad a los padres, pero tiene un costo: un bebé llorón que no está biológicamente preparado para ese ambiente.

El bebé y quien lo atiende están estrechamente vinculados. Cuando acudimos a nuestro bebé a la primera señal de llanto, le damos el mensaje de que papá y mamá están ahí para cuidarlo y amarlo. Le demostramos que somos capaces de comunicarnos adecuadamente con él y que sabemos entender sus mensajes con razón, amor y sensibilidad. No hay duda de que estamos ayudando a desarrollar seres humanos más seguros de sí y deseosos de dar lo que recibieron a manos llenas.

31

¿Cómo saber si mi bebé tiene cólicos?

Alrededor de las dos o tres semanas de nacidos, algunos bebés comienzan a llorar por periodos de hasta dos y tres horas, especialmente en las tardes. El llanto es inconsolable, el bebé se encuentra molesto, encoge las piernitas, quiere estar pegado todo el tiempo al pecho y el cogerlo, mecerlo o pasearlo en un coche, a veces, no da resultado. Esta situación es muy frustrante para los padres del bebé quienes se preguntan qué le sucederá a su hijo, ¿será que tiene hambre?, ¿sueño?, ¿le dolerá algo?, ¿tendrá gases? La realidad es que nadie sabe lo que son los cólicos aunque sí se sabe que ocurren mayormente en varones que son primogénitos y desaparece, por lo general, alrededor de los tres meses. Algunas teorías sobre la razón de los cólicos son gases, sistemas gastrointestinal o nervioso inmaduros, sobrealimentación y un ambiente tenso alrededor del bebé.

Lo primero que hay que hacer cuando el bebé desarrolla cólicos es descartar que no tenga en realidad otras necesidades o padecimientos como hambre, gastroesofágico, alergias, una hernia o alguna otra condición médica. Además, para poder llegar a la conclusión de que un bebé tiene cólicos este tiene que estar ganando peso y desarrollándose bien. La definición clásica del cólico es que ocurre en infantes que están saludables y crecen bien, que presentan un llanto exacerbado e incontrolable sin causas físicas identificables, el cual empieza alrededor de las primeras tres semanas y sigue la regla de Wessel: el llanto dura, por lo menos, 3 horas, 3 días por semana, al menos, durante 3 semanas.

El niño con cólico tiene un patrón de llanto incontrolable casi siempre a la misma hora, casi todos los días. Muchos niños de alta necesidad son catalogados con cólicos simplemente porque tienen unas necesidades especiales; a otros que tienen reflujo u otra condición biológica también los catalogan como "colicosos" cuando en realidad no lo son. Se debe recordar que el cólico es un síndrome, no es dolor necesariamente, por lo que la dieta de la madre o la leche materna no son las responsables.

Alergia versus Cólicos

Si el bebé es intolerante a algún alimento que la madre ingiere, **NO TIENE CÓLICOS** ya que la alergia se debe manifestar durante todo el día, no solo en algún momento de este. Además, la alergia a algún alimento que ingiere la madre viene acompañada, frecuentemente, por síntomas de colitis incluyendo estrías de sangre en las evacuaciones.

Aunque el bebé lactado recibe a través de la leche materna pequeñas cantidades de las proteínas que la mamá come, estas raras veces son las responsables del llanto excesivo o los síntomas de molestia e incomodidad. A veces, se recomienda a la madre que elimine de su dieta la leche de vaca, los huevos, el maní, el repollo y otros alimentos.

Si sospechas que algún alimento que comes pudiera estar causando dolor a tu bebé debes eliminarlo de tu dieta, por lo menos, durante 7 a 10 días. Si no hay mejoría en el bebé, puedes comer este alimento de nuevo. Elimina un sólo alimento a la vez o de lo contrario no podrás determinar cuál es el causante del dolor.

La leche de vaca es de los primeros alimentos que se recomienda que las madres eliminen de su dieta, además del queso, el mantecado y cualquier alimento que contenga leche fresca. **No** es la lactosa de la leche de vaca lo que causa alergia al bebé, sino la proteína. Por lo tanto, si se cocina o se desnaturaliza la proteína de esta leche, no debe haber ningún problema en que consumas el alimento. Recuerda que la mayoría de las veces nada de lo que comes causa el llanto del bebé.

Pobre técnica al ofrecer el pecho versus Cólicos

Otra causa de llanto en los bebés lactados es que algunos infantes pueden estar tomando mucha leche con poco contenido de grasa.

Entre las alimentaciones al pecho, la leche se acumula en los pechos de la madre y se va moviendo hacia el pezón, dejando la grasa en los ductos lactíferos. Mientras más tiempo pasa entra cada alimentación al pecho más bajo va a ser el contenido de grasa disponible en la primera leche que toma el bebé. Una vez el reflejo de eyección o de bajada ocurre la leche sale de los ductos. Mientras el pecho comienza a vaciarse, los glóbulos de grasa comienzan a desplazarse y a moverse hacia el pezón, así que mientras más se va vaciando el pecho, mayor es el contenido de grasa en la leche. Según va progresando la alimentación, aumenta el contenido de grasa, el volumen de leche, disminuye el flujo y aumenta la síntesis de leche. Como a cada bebé le toma un tiempo diferente recibir una leche rica en grasa es importante que no cambies a tu bebé al otro pecho mientras está activamente amamantando.

En el intestino del bebé, la enzima que degrada la lactosa, la lactasa, no puede con la cantidad tan grande que le llega, lo que le puede causar gases y molestias. Esto no se debe confundir con intolerancia a la lactosa, que es una deficiencia en la enzima que metaboliza esta azúcar y es una condición extremadamente rara en bebés lactados.

Los bebés toman mucha leche baja en grasa cuando no vacían bien el primer pecho antes de ofrecerles el segundo, cuando la mamá tiene mucha producción de leche, cuando la mamá tiene un reflejo de bajada fuerte y cuando se duermen en el pecho sin haber tomado suficiente leche.

Es recomendable que le ofrezcas un sólo pecho a la vez al bebé para que lo vacíe bien antes de ofrecerle el otro. Vigila que no se duerma en el pecho sin haber terminado la alimentación y asegúrate de que tiene un buen enlace en el pecho, lo que permitirá amamantar más efectiva y eficientemente.

Recomendaciones para lidiar con un bebé con cólicos

Tener un bebé con cólicos o con llanto excesivo es una experiencia retadora para cualquier madre y padre, pero debes entender que esto pasará y que puede ser que, hagas lo que hagas, tu bebé no responderá. Si tu bebé desarrolla cólicos, te recomendamos lo siguiente:

1. Planifica para que a la hora en que comienza el llanto puedas dejar todas tus otras responsabilidades para después ya que él es lo más importante.

2. Pide ayuda a tu familia para cargar, mecer o pasear al bebé, muchas veces, se sienten mejor en los brazos o en un cargador pegado al cuerpo la mayor parte del tiempo posible. Darle masaje y un bañito, también puede ayudar.

3. Dale el pecho a demanda, y usa un sólo pecho por alimentación, si es posible. Esto facilita el amamantamiento por consuelo y evita el desarrollo de gases, efecto secundario a una ingesta excesiva de leche, lo que empeoraría los síntomas del bebé.

4. Evita que se use tabaco alrededor de tu bebé. Es irritante para sus vías respiratorias y puede empeorar la sintomatología del cólico.

5. Evita los ambientes con demasiados estímulos: gente gritando, ruidos innecesarios, televisores o radios con el volumen alto, etc.

El bebé con cólicos es una persona de alta necesidad, no está enfermo. ÁMALO mucho, disfruta de él lo más posible, ten PACIENCIA pues no hay duda de que pronto vas a descubrir un ser humano brillante y maravilloso en él.

32

Medicamentos durante el amamantamiento

L a mayoría de los medicamentos, aunque pasan a través de la leche materna, aparecen sólo en cantidades muy pequeñas. Muy pocos de estos medicamentos afectan al bebé. En gran parte de los casos, suspender la lactancia podría ser más dañino que continuar tomando el medicamento recetado. Aun así, existen muchas medicinas que pueden causar efectos secundarios, pero, en general, es posible que puedas tomar otras que tengan menos probabilidades de causar problemas.

Casi todos los antibióticos se pueden tomar mientras estás lactando. Los analgésicos como el Acetaminofén (Panadol®, Tylenol®), e Ibuprofén (Motrin®, Advil®) pueden tomarse en las dosis indicadas. Muchas de las siguientes clases de medicamentos también pueden, casi siempre, usarse sin ningún riesgo: medicinas para la alergia, medicinas para el corazón y la alta presión, antiácidos, insulina, medicamentos para el asma, suplementos nutricionales de hierro y vitaminas, entre otros. Las drogas que definitivamente se deben evitar son:

- la cocaína,

- las anfetaminas,

- las ergotaminas,

- las estatinas,

- la marihuana, la heroína,

- la fenciclidina y

- las drogas utilizadas en el tratamiento con quimioterapia.

La nicotina no es una contraindicación absoluta. Debes evitar fumar delante de tu bebé por el daño que el humo del cigarrillo le causa a su sistema respiratorio. Es mejor que vayas disminuyendo la cantidad de cigarrillos que fumas al día y que nunca fumes inmediatamente antes de lactar. Fumar no es una decisión saludable, pero dejar de lactar por esto le hace más daño a tu bebé quien, de todas maneras, estará expuesto al humo que emitas.

Si necesitas tomar algún medicamento, informa a tu doctor que estás amamantando para que así él pueda seleccionar una medicina que no afecte a tu bebé. Dialoga con tu médico sobre posibles alternativas y si necesitan más información para tomar una decisión, pueden consultar a un profesional de la salud experto en lactancia materna. Si tuvieras que suspender la lactancia temporalmente, extrae tu leche cada 2 a 3 horas para mantener tu producción, y amamanta a tu bebé tan pronto como puedas hacerlo.

Antes de dejar de amamantar, asegúrate de que el daño que podrías causar a tu bebé es mayor que los beneficios que le produce la lactancias. Si necesitas información sobre medicamentos recomendamos la siguiente página de Internet: *http://toxnet.nlm.nih.gov/cgi-bin/sis/htmlgen?LACT*. Este enlace se conoce como LactMed, una base de datos sobre el uso de los medicamentos durante la lactancia de la Biblioteca Nacional de Medicina de los Estados Unidos. Cuentan a demás con una aplicación para teléfonos celulares, libre de costo y muy fácil de usar también.

33

Enfermedad materna

En los últimos años, hemos visto un aumento en la cantidad de madres que amamantan a sus hijos, no solamente después de embarazos y partos normales, sino también en presencia de múltiples condiciones agudas y crónicas. Algunas de estas condiciones, de hecho, estuvieron incluso asociadas a esterilidad o a pobre historial obstétrico en el pasado. La gran mayoría de estas madres puede, hoy día, lograr una lactancia exitosa aunque utilice medicamentos para estas condiciones o aunque esté atravesando por infecciones virales o bacterianas. Debido a estos cambios recientes, y a que pueden prevalecer, tanto en la comunidad como en la mente de muchos profesionales de la salud, actitudes o creencias equivocadas en cuanto a la capacidad de estas madres para amamantar a sus hijos, es necesario que conozcas sobre este tema. Basadas en evidencia científica, puedes tomar así decisiones informadas y no dejarte llevar por consejos incorrectos que puedan afectar la lactancia de tu bebé.

Enfermedades infecciosas

La mayoría de las madres que se contagia con algún micro-organismo mientras está lactando, puede continuar hacién-dolo sin ningún problema. Rara vez, un bebé se contagia a través de la leche de su mamá. Si el bebé se enferma, es probablemente por el contacto con su madre. En la mayoría de las infecciones, la mamá puede contagiar al bebé mucho antes de tener los síntomas de la enfermedad. Tendría que haber dejado de amamantar mucho antes de contraer la enfermedad, lo cual no tiene sentido. De hecho, a través de tu leche pasas a tu bebé protección inmunológica por lo que probablemente él no se enferme, y si lo hace, los síntomas serán muy leves.

Sólo se recomienda el destete en madres que tengan el virus de inmunodeficiencia humana (VIH), mamás con tuberculosis o brucelosis que no estén en tratamiento, mamás que son positivas para el virus linfotrópico humano tipos I ó II, y mamás que estén recibiendo drogas para combatir el cáncer. En las siguientes condiciones, casi nunca, es necesario que dejes de lactar: catarro, dengue, diarreas, hepatitis, vómitos, pulmonía, monga/"flu", infecciones de orina, infecciones vaginales, gastroenteritis e infecciones de oídos, nariz o garganta.

Enfermedades crónicas

La lactancia es hoy una realidad para muchas madres con enfermedades crónicas. A continuación, te presentamos un listado de algunas de estas enfermedades y las recomendaciones sobre la lactancia.

* *Diabetes mellitus* – La lactancia y el amamantamiento deben ser la opción ideal para la madre diabética, igual que para la madre no diabética. Cuando la evolución clínica de la mamá y el bebé ha sido satisfactoria, y ninguno de los dos está en condición crítica, la lactancia y el amamantamiento debe proseguir sin mayores dificultades. Es importante, sin embargo, que tengamos claro que la madre puede verse sometida a unas situaciones particulares con el potencial de convertirse en barreras para la lactancia. Una de ellas es el hecho de que la madre diabética tiene mayor probabilidad de terminar con una cesárea, y la otra es el hecho de que el bebé tiene mayor probabilidad de requerir atención especial incluyendo la admisión a una unidad de cuidado intensivo neonatal (NICU, por sus siglas en inglés). Ambas alternativas tienen, por sí, unas realidades que pueden interferir con el inicio y mantenimiento de la lactancia. Algunas de ellas son producto del estado de salud de la mamá o del bebé, siendo este segundo más frágil.

  Otras situaciones, no menos importantes y hasta más frecuentes, son las barreras que las prácticas hospitalarias añaden a la díada madre/bebé. Muchos bebés de madres diabéticas se admiten al NICU por algún periodo de observación. Esto, no solamente retrasa el inicio de la lactancia, sino que aumenta el riesgo de alimentaciones con biberón. En este sentido, la administración del hospital tiene un papel importante que jugar.

Debido a que el cuerpo utiliza la glucosa de la sangre para la producción de leche, los requisitos de insulina en la madre lactante pueden ser menores. Es importante verificar con una buena supervisión los niveles de glucosa en la sangre de la mamá y ajustar la dosis de insulina según sea necesario. La insulina puede usarse sin ningún problema ya que no pasa a través de la leche materna y, por lo tanto, no afecta al bebé.

Un aspecto importante que no podemos olvidar es que la madre diabética está más propensa a infecciones y que, por lo tanto, *la mastitis* es un problema potencialmente mayor. Con buen manejo, prevención del agotamiento y la fatiga, y el uso adecuado de antibióticos cuando estén indicados, la mastitis no debe ser un problema mayor. La diabetes y el uso de antibióticos, por otro lado, contribuyen a una mayor incidencia de infección por hongos y bacterias, lo que va a requerir tratamiento.

◆ *Enfermedad de la glándula tiroides* – La glándula tiroides está íntimamente relacionada con la actividad hormonal del embarazo. Los requerimientos metabólicos y hormonales del embarazo afectan a la tiroides, mientras que el desenlace del embarazo puede verse afectado por los cambios de esta glándula. El amamantamiento NO está contraindicado en la madre hipotiroidea. Esta madre debe recibir terapia de reemplazo adecuada para asegurar su lactancia exitosa. La madre hipotiroidea, por lo tanto, debe tomar su terapia de reemplazo hormonal a fin de asegurar no solamente su salud, sino la de su bebé.

En el caso del hipertiroidismo, por otro lado, hay que atenderse desde el momento del diagnóstico. Se puede hacer sin necesidad de utilizar material radioactivo que haga necesario descontinuar la lactancia. El tratamiento incluye medicamentos que inhiben la síntesis de hormona tiroidea.

* *Hipertensión* - La lactancia en sí presenta algunas ventajas terapéuticas para la alta presión. Los niveles altos de prolactina tienen un efecto sedante sobre la madre, y la producción de leche remueve un litro de líquido diariamente del cuerpo de la mujer. El uso de diuréticos, de hacerse, debe ser con cuidado pues en altas dosis puede suprimir la lactancia. Muchos de los medicamentos utilizados para tratar la alta presión son compatibles con la lactancia.

* *Desórdenes Convulsivos* - Una vez que la madre epiléptica ha cursado su embarazo y contempla lactar a su bebé, se debe ayudar a que lo logre. La madre epiléptica y su bebé tienen ese derecho, y una buena relación madre/hijo es importante aquí también. Siendo la epilepsia una enfermedad estigmatizada todavía en nuestra sociedad, la lactancia y el amamantamiento exitosos pueden ser de enorme utilidad para la interrelación de esta díada. Muchos de los medicamentos usados para tratar la epilepsia

pueden ser usados durante la lactancia, sólo se requiere una buena comunicación entre el médico de la madre y el pediatra del bebé para asegurarse que los medicamentos no afectan a este último.

* *Cefaleas* – Posiblemente uno de los síntomas más frecuentes presentados por los miembros de una comunidad son las cefaleas o dolores de cabeza. El acetaminofén es la selección ideal para la madre lactante ya que no se transfiere al infante en niveles clínicamente relevantes. Así también el ibuprofén es ideal pues los niveles en la leche son bajos y está aprobado para uso en pacientes pediátricos.

* *Desórdenes psiquiátricos* – La mayoría de las madres con depresión u otros desordenes psiquiátricos pueden lactar y se benefician del amamantamiento. Ahora bien, estas madres necesitan un seguimiento y apoyo especial de parte de sus médicos y familiares. Debe existir una comunicación muy efectiva entre el psiquiatra y el pediatra del bebé a la hora de escoger el medicamento que se va a usar.

* *Otras condiciones* –La madre que sufre de las siguientes condiciones crónicas también, por lo general, puede darle el pecho a su bebé: alergias, asma, dermatitis atópica, psoriasis, enfermedad de Crohn, fibrosis quística, colitis ulcerativa, artritis, problemas renales, entre otras.

Impedimento físico

Un número cada vez mayor de madres con impedimentos

físicos está escogiendo amamantar a sus hijos. Muchas han descubierto que dar el pecho es más conveniente que la alimentación artificial con toda su parafernalia de biberones, mezclas, mediciones, etc. El amamantamiento es una actividad que la madre con impedimentos puede realizar con más frecuencia sin ayuda de nadie. Para una persona que a menudo necesita de ayuda de otra persona para tantas actividades de su diario vivir, dar el pecho es una actividad que la apodera pues le permite hacer algo por su bebé ella sola.

Las madres con impedimentos crónicos suelen conocer muy bien sus habilidades y limitaciones: desde el síndrome del túnel carpal, la esclerosis múltiple, el daño del cordón espinal, los impedimentos visuales y auditivos, la artritis reumatoide, la miastenia grave y otros impedimentos, estas madres pueden lactar. Necesitan la asistencia de sus proveedores de servicios de salud y sus familiares para que ellas puedan maximizar su potencial. Estas madres probablemente van a necesitar alguna almohada especial, ropa apropiada, posiciones especiales y cargadores especiales. Es especialmente importante, en estos casos, que la familia esté educada sobre las ventajas del amamantamiento y cómo brindar ayuda a la madre.

Cirugías

Si tuvieras que someterte a una cirugía, debes dialogar con tu médico para que se usen medicamentos compatibles con la lactancia, y debes extraerte la leche para cubrir el periodo que tengas que estar separada de tu bebé. Explora la posibilidad de que el procedimiento sea a través de cirugía ambulatoria ya que no tienes que separarte del bebé. No importa si se usa anestesia general o espinal, una vez despiertes, estés alerta y estable, puedes amamantar inmediatamente. Si te enfermas y te informan que tienes que suspender la lactancia, asegúrate de que esto es correcto, ya que la gran mayoría de las veces es innecesario. Si realmente no puedes amamantar durante el periodo de enfermedad, recuerda extraer tu leche cada 2 a 3 horas para mantener la producción de leche. Esto facilitará reanudar la lactancia una vez pase la enfermedad.

*En la redacción de esta sección contamos con la colaboración del Dr. José J. Gorrín Peralta, obstetra-ginecólogo y especialista en medicina de la lactancia materna.

34

Depresión posparto

Muchas madres admiten haber sentido momentos de altibajos emocionales durante su periodo posparto temprano. Estímulos mínimos pueden provocar episodios de llanto que suelen ser breves y vienen seguidos de un regreso a un estado de ánimo positivo. Esta etapa, usualmente transitoria, se ha atribuido a los inmensos cambios hormonales que provoca la expulsión de la placenta, aunque no hay estudios que confirmen esto. El tratamiento es escuchar a la madre, darle refuerzo, ayudarla a que pueda descansar más, y un poquito de tiempo. Esto no es depresión posparto. El único peligro es que algún médico, visitado recientemente por algún propagandista de drogas antidepresivas, quiera jugar al psiquiatra y le recete una de esas drogas. Ha medicalizado innecesariamente un evento fisiológico y ha desencadenado un torrente de posibles consecuencias.

La depresión posparto verdadera SÍ OCURRE, sin embargo, y contrario a lo que podamos pensar, puede ocurrir en madres lactantes, aunque usualmente en mujeres con problemas psiquiátricos que antecedieron al embarazo. En un estudio realizado por Lowe en el 2007 (citado en Kendall-Tackett, 2008) se encontró que dos de cada tres nuevas madres tuvieron síntomas de depresión en las dos semanas previas al estudio. Kendall-Tackett (2008) menciona que 10-20% de las madres van a desarrollar depresión posparto y en poblaciones de alto riesgo este porcentaje puede llegar a ser de 40% a 50%.

Se ha estudiado el impacto de la depresión materna sobre el amamantamiento y actitudes hacia la crianza. Las madres deprimidas tienen más dificultad con el amamantamiento y manifiestan más incapacidad para percibir las necesidades, señales y problemas del bebé. Logran menor satisfacción y placer mutuo en el amamantamiento. El desarrollo emocional y cognoscitivo de los bebés se ve negativamente afectado, porque sus madres son poco responsivas a las señales de sus bebés, a través de afecto embotado o de retirada.

La sintomatología de la depresión posparto incluye llanto, desesperanza, sentimientos de inadecuacidad, ideas suicidas, tristeza, falta de apetito e interés, insomnio, hipersensibilidad, dependencia excesiva, ansiedad, y miedos irracionales sobre su salud o la de su bebé. Las causas son inciertas, pero resulta particularmente pertinente en nuestro medio ambiente, la importancia que tiene una experiencia negativa en el parto. Aquí tenemos otra razón por la que es imprescindible lograr cambios profundos en el manejo del parto. Tener un bebé a riesgo, prematuro, enfermo, o con impedimentos, puede desencadenar un episodio depresivo.

Todo el equipo de salud debe estar sensible a los signos sutiles y a los síntomas no específicos. "Me siento avasallada", "Nada volverá a ser lo mismo", "Me siento perdida y fuera de control", deben ser señales que escuchemos y valoremos. Para el tratamiento farmacológico de la depresión posparto recomendamos el protocolo clínico #18 sobre el uso de antidepresivos durante la lactancia de la Academia de Medicina de la Lactancia Materna que se puede acceder a través de www.bfmed.org .

Es cierto que la depresión, aún leve, puede representar riesgos para la salud de la madre y su infante, y que no debe dejar de tratarse. Es importante ofrecer alternativas no-farmacológicas que pueden ser iguales o más efectivas que las farmacológicas tales como los ácidos grasos omega-3, la terapia de luz brillante, el ejercicio, la psicoterapia y el apoyo social entre otros.

En cuanto al apoyo social se ha encontrado que las mujeres con poco apoyo social tienen mayor probabilidad de estar deprimidas a las 16 semanas posparto. El apoyo social es crítico para las madres de recién nacidos, tanto para su salud física como mental. La falta de apoyo tiene consecuencias fisiológicas, incluyendo un aumento en la inflamación, el cual aumenta la vulnerabilidad de la mujer a la depresión. El apoyo debe incluir diferentes tipos tales como: educacional, emocional, instrumental o técnico y de afirmación. El apoyo basado en un cuidado comunitario puede incluir visitas al hogar, seguimiento telefónico, consejeras pares y grupos de apoyo según la preferencia de la madre.

Si sientes que no puedes manejar algunos de los síntomas aquí descritos debes buscar una evaluación para tratamiento y manejo con un profesional de la conducta. A los profesionales de la salud les recomendamos deben estar atentos a los signos y síntomas de las madres para determinar si estas requieren de ayuda profesional especial.

*En la redacción de esta sección contamos con la colaboración del Dr. José J. Gorrín Peralta, obstetra-ginecólogo y especialista en medicina de la lactancia materna.

35

Lactancia y los métodos anticonceptivos

Muchas madres lactantes se preguntan qué métodos anticonceptivos pueden utilizar durante el tiempo en que están amamantando a su bebé. Es importante que sepas que la lactancia materna es un excelente método anticonceptivo para utilizarse durante los primeros 6 meses de vida de tu bebé. Los estudios científicos demuestran que si se utiliza correctamente este método, la lactancia materna previene el embarazo en un 98% a 99% de los casos. Estas cifras comparan con la píldora anticonceptiva y otros métodos. El método de lactancia y amenorrea, conocido como MELA, es seguro siempre y cuando se cumplan tres criterios:

1. **no hayas menstruado después de la cuarentena,**

2. **des el pecho a tu bebé regularmente** sin ofrecerle agua, fórmula o alimentos sólidos. Si trabajas fuera, y tu leche se la da a tu bebé otra persona durante el

día, aunque te extraigas la leche en el trabajo, la efectividad del método podría reducirse, de acuerdo a un estudio, a alrededor de 95%, y

3. **tu bebé tenga seis meses o menos.**

Si alguno de estos criterios no se cumple, ya sea porque te regresó la menstruación, le das a tu bebé agua, jugo, fórmula, tu leche en biberón o alimentos sólidos o tu bebé es mayor de seis meses, debes utilizar otro método para planificar tu familia ya que en este caso la efectividad del MELA disminuye.

De no cumplir todos los criterios, o si tu bebé ya tiene más de seis meses, puedes utilizar otras alternativas **sin tener que suspender** la lactancia. La primera opción para la madre que amamanta a su bebé debe ser los métodos no hormonales, entre los cuales se encuentran: el diafragma, el condón masculino y femenino, las cremas espermaticidas, el dispositivo intrauterino de cobre, a menudo conocido como "coil", y la esterilización masculina y femenina. La esterilización, naturalmente, no debe considerarse a menos que la pareja esté segura de que nunca más querrá tener un bebé, ya que es un método considerado permanente.

Los métodos de segunda opción son los que contienen la hormona progesterona o una progestina solamente. Estos no los debes empezar antes de las ocho semanas después del parto para que no se afecte el inicio y establecimiento de tu lactancia. Los métodos que contienen progesterona o progestina exclusivamente son: las píldoras de progestina como son el Micronor®, los inyectables como la Depo-Provera®, el dispositivo intrauterino con progestina, y los implantes subdermales como el Implanon®.

Como tercera opción se encuentran los métodos que contienen estrógeno, no porque le hagan daño a tu bebé, sino porque el estrógeno puede causar una baja en la producción de tu leche. Estos métodos con estrógeno incluyen la píldora combinada (hay múltiples marcas), los parchos para la piel, el anillo vaginal, y los inyectables mensuales. No recomendamos que los utilices a menos que no te quede otra alternativa, tu bebé tenga más de seis meses y esté ingiriendo ya alimentos sólidos. Si trabajas fuera del hogar o tienes una vida muy agitada, tampoco te recomendamos que los utilices, pues el estrés de por sí podría disminuir la cantidad de leche materna y el uso de este método empeoraría la situación.

Es importante que discutas estás opciones con tu proveedor de servicios de salud. Te aseguramos que amamantar a tu bebé es la mejor decisión que has tomado por su bienestar físico y emocional, y por tu propia salud. Amamanta a tu bebé frecuentemente o extrae tu leche si tienes que separarte de él, no le des agua, leche artificial, jugo o alimentos sólidos antes de los seis meses de edad y si tu periodo menstrual regresa antes de los seis meses no dejes de amamantar y utiliza los métodos de primera o segunda opción.

36

Ayudas para continuar amamantando

Pasadas las primeras semanas, notarás que vas conociendo mejor a tu bebé y ambos se van adaptando uno al otro. Ya sabes por qué llora y te sientes más segura de lo que haces. Sin embargo, sus necesidades cambian semana tras semana. Nuevas dudas aparecen: ya tu bebé no hace tantas evacuaciones como antes, no permanece tanto tiempo en el pecho, no toma pecho tan frecuentemente y, probablemente, sientes ansiedad de saber si todo esto es normal. Los bebés son diferentes y únicos cada uno y la mayoría no se comporta dentro de un patrón "normal", sobre todo si son amamantados. La crianza de un bebé a pecho es completamente diferente a la crianza de un bebé que se alimenta artificialmente. Si sientes que desconoces mucho de lo que le va pasando a tu bebé, es importante que asistas a un grupo de apoyo para madres lactantes. Estos grupos están dirigidos por expertos en el tema de lactancia humana y amamantamiento. En ellos, se ofrece información y ayuda sobre el tema desde que estás embarazada. Lo importante de estos grupos es que contarás con la experiencia, consejo y ayuda de otras madres que están amamantando. Mensualmente, te van ayudando a superar las dificultades que se presentan y contestan todas las preguntas que tú, tu esposo o familiares tengan.

Algunos grupos de apoyo, además, están particularmente dirigidos a la madre que trabaja fuera del hogar, la madre con un bebé prematuro y a las madres con niños grandes. Para información sobre reuniones de grupos de apoyo puedes llamar a la Liga de la Leche de Puerto Rico, al Programa WIC, al Proyecto para la Promoción de la Lactancia Humana y el Amamantamiento del Recinto de Ciencias Médicas o a la Fundación Puertorriqueña para la Protección de la Maternidad y la Niñez.

En Puerto Rico, contamos también con grupos en las redes sociales para madres y padres, que te sirven para buscar asesoría de otras madres y profesionales. Puedes buscar información de algunos de estos en la sección ¿Dónde acudir a buscar ayuda e información?.

En nuestra página de Internet www.draparrilla.com puedes encontrar la sección "*Pregúntale a la Doctora*", también nuestra página en facebook.com/draparrilla desde ahí podemos tratar de contestar tus dudas o ayudarte a resolver algunas de las situaciones que se presentan en la lactancia.

37

Amamantar mientras trabajas fuera del hogar o estudias

L a mujer que trabaja fuera del hogar tiene múltiples responsabilidades y una vida muy agitada. Muchas se preguntan si amamantar a su bebé no resultará en una carga extra. La realidad es que la mujer que trabaja fuera del hogar se beneficia grandemente de la lactancia materna ya que no solo obtiene las ventajas que brinda esta para la salud de ella y su bebé, sino también la favorece por la unión especial que se crea entre ambos. A todas las madres les causa mucha pena tener que dejar sus bebitos muy temprano en las mañanas y, en ocasiones, recogerlos tarde en la noche. Amamantar te permite unos momentos únicos con tu bebé cuando regresas del trabajo, proveyéndole una atención especial que compensa por esas horas que tienen que permanecer separados. La lactancia, además, representa un gran ahorro económico especialmente durante ese primer año de vida, más aún cuando se tiene que pagar por el cuido del bebé.

Preparación de la madre

Para lactar al bebé lo que necesitas es planificar un poco tu retorno al trabajo.

- Negocia con tu patrono unas vacaciones después del parto lo más largas posibles; ocho a doce semanas después del parto son recomendables para que te recuperes y establezcas un suministro adecuado de leche.

- Empieza, si es posible, a trabajar un jueves, puesto que la semana será más corta y permitirá que hagas ajustes inesperados durante el fin de semana.

- Para cuidar a tu bebé busca una persona que te apoye en la lactancia. No dejes para último momento la selección de la persona adecuada para que tengas varias opciones.

- Evalúa tu rutina diaria, elimina las tareas que sean innecesarias y comparte las tareas con los otros miembros de tu familia.

- Selecciona un guardarropa que te facilite la extracción de la leche en el trabajo. Los vestidos de dos piezas son ideales. Evita la ropa con botones o cremalleras en la espalda pues son inconvenientes.

Introducción de la mamadera

Es recomendable no introducir las mamaderas o biberones antes de la cuarta o quinta semana después del nacimiento del bebé para no afectar el establecimiento de tu suministro de leche y no crear rechazo al pecho producido por la confusión de mamadera. Luego de este periodo, ofrece al bebé un biberón cada tres a cuatro días, pero no uses el biberón demasiado ya que podría afectar tu suministro de leche. Si el bebé coge el pecho bien, cualquier mamadera puede servirle.

Es preferible que la leche en biberón sea ofrecida por otra persona ya que el bebé relaciona a su madre con el pecho.

Para esas sesiones de práctica, puedes extraerte la leche a la hora que el bebé amamanta, y usarla inmediatamente. Aunque te explicamos cómo introducir las mamaderas, debes saber que NO ES NECESARIO DAR BIBERONES. Los bebés pueden tomar muy bien de un vasito y cuando llegues del trabajo sólo le ofrecerás el pecho.

Escoger el extractor de leche adecuado

Escoge un extractor adecuado a tus necesidades; existen extractores de leche manuales, de batería, eléctricos de bombeo sencillo y los eléctricos de doble bombeo. La decisión depende del tiempo que dispongas en tu trabajo para extraerte leche. Si dispones de 20 a 30 minutos, puedes adquirir un extractor manual, de baterías o eléctrico pequeño. Si tienes menos de 20 minutos disponibles, debes considerar el alquiler o la compra de un extractor eléctrico de alta calidad. El extractor que utilices es importante pues puede ser determinante para que mantengas tu suministro de leche a largo plazo. Además, la extracción doble acorta el tiempo requerido a la mitad, unos 10 a 15 minutos aproximadamente.

Preparación del banco de leche

Comienza tu banco de leche dos o tres semanas antes de regresar al trabajo. El banco de leche es una reserva de leche que la madre prepara por si ocurre alguna eventualidad que le impida, en algún momento, extraerse leche adecuadamente. La leche del banco se debe reponer diariamente con la leche que te extraes en el trabajo. NUNCA se debe agotar el banco de leche pues indica que no te estás extrayendo leche adecuadamente para cumplir con las necesidades del bebé o que a este le están dando demasiada leche en el cuido.

Extrae tu leche aproximadamente 45 minutos a 1 hora después de haber amamantado, dos a tres veces al día. En las mañanas, probablemente, tengas más leche. No pienses que si solo obtienes 2 ó 3 onzas es porque no tienes suficiente leche, recuerda que tu bebé está amamantando frecuentemente. Por esa razón, estás comenzando con tiempo tu banco de leche. Si te extraes dos a tres onzas diarias en tres semanas, tendrás aproximadamente de 42 a 63 onzas almacenadas cuando comiences a trabajar fuera de tu hogar.

Extracción de leche en el trabajo

Cuando empieces a trabajar, debes extraerte leche, por lo menos, cada 3 a 4 horas: a las 9 a.m., a las 12 m. y a las 3 p.m. Tal vez, puedas hacer arreglos para amamantar a tu bebé a la hora de almuerzo. Recuerda que periodos de más de 3 a 4 horas sin extraerte la leche, pueden llevarte a bajar tu producción. Para lograr un vaciado efectivo es importante que en los últimos minutos de la extracción se utilice la extracción sencilla y la compresión del pecho a la misma vez.

Plan para regresar a trabajar fuera del hogar o estudiar y seguir amamantando al bebé

A continuación te ofrecemos un plan que puedes seguir para organizar tu regreso al trabajo.

3 semanas antes:

- o Comienza a seleccionar la persona que cuidará a tu bebé, si no lo has hecho hasta ahora.

2 semanas antes:

- o Empieza a extraerte leche y a congelarla para ir haciendo tu banco de leche.

- o Introduce el biberón cada tres o cuatro días; preferiblemente, se lo debe dar otra persona que no seas tú.

- o Selecciona la ropa que vas a usar para el trabajo y asegúrate de que te permitirá extraerte la leche con facilidad.

1 semana antes:

- o Deja al bebé con la persona que lo va a cuidar por un par de horas dos o tres días.

La noche antes:

- o Prepara la bolsa del bebé, comida para ti, el extractor de leche y el equipo para guardar la leche.

o   Decide lo que prepararás para cenar el próximo día y distribuye las tareas con tu compañero.

El primer día por la mañana:

o   Levántate de 30 a 45 minutos antes de lo que acostumbrabas, para vestirte, amamantar al bebé y tomar tu desayuno.

Otras sugerencias

Si dejas al bebé en un cuido fuera de tu hogar dale el pecho en el cuido antes de irte a tu trabajo. Amamanta tan pronto como puedas al regresar a casa o al llegar donde te cuidan al bebé, amamanta, también, durante la tarde, en las noches y en los fines de semana tan frecuentemente como sea posible. Disfruta del bebé. Puede que te sientas triste al tener que dejarlo al cuidado de otra persona. Esto es una reacción normal y muchas mamás encuentran que la lactancia materna les ayuda a superar estos momentos. DATE UNA OPORTUNIDAD. ¡TÚ PUEDES LACTAR Y TRABAJAR FUERA DEL HOGAR! ¡No trates de ser una súpermujer! ¡Las tareas de la casa pueden esperar, pero tú y tu bebé no!

¿Qué cantidad de leche tienes que dejarle a tu bebé en el cuido?

Como muchas madres te preguntaras cuánta leche debes dejar a tu bebé cuando está al cuidado de otra persona. En nuestra cultura se espera que los bebés tomen mucha leche y se queden dormidos después de hacerlo. Esto puede presentar un problema para la madre que trabaja y deja a su bebé al cuidado de otra ya que los infantes en el pecho tardan más en tomar leche que cuando lo hacen de un biberón debido que el flujo en este es más rápido y constante. Es por eso que el biberón se presta a que se sobre alimenten. En el pecho además, tardan más ya que no solo obtienen leche si no que también calman su necesidad de succión y de nutrición emocional. La evidencia científica reciente ha demostrado que las necesidades de un infante para crecer varían hasta el mes de edad, después del mes de edad y hasta los seis meses el infante lactado necesita aproximadamente de 25 a 35 oz por día. La evidencia actual no demuestra que la ingesta de leche materna cambie con la edad o el peso del bebé entre el mes y los seis meses de nacido. Después de los seis meses de edad con la introducción de los sólidos las necesidades de leche van a disminuir.

Podemos usar esta información para estimar el promedio de leche que tu bebé va a necesita por toma estimando el número de veces que el bebé lacta en un periodo de 24 horas y dividiendo este por 30 oz. Esto te da una idea de cuantas onzas de leche le tienes que dejar por toma. Por ejemplo si tu bebé lacta un promedio de 12 veces debes dejarle 2.5 oz por toma, si lacta un promedio de 10 veces debes dejarle 3 oz por toma y si lacta 8 veces debes dejarle unas 3.5 onzas por toma.

Tu bebé probablemente tome menos cantidad de leche materna de un biberón que los bebés alimentados con leche artificial. Rara vez un bebé lactado toma más de 4 oz de leche por toma cuando se le da en un biberón. De hecho, como los bebés lactados se cargan más y no se dejan llorar, muchas personas que los cuidan piensan que cada vez que lloran lo hacen porque tienen hambre. Debes explicarle a la persona que cuida a tu bebé que no es necesario darle leche cada vez que llore ya que muchas veces lo que quiere es que lo carguen un rato. Si la persona que cuida a tu bebé no hace esto, podría acabarte el banco de leche y se te haría muy difícil suplir las necesidades de leche de tu bebé con la que te sacas en el trabajo. Si en algún momento notaras que el bebé toma en el cuido mucha más leche de la que tú te puedes sacar, debes asegurarte de que no le estén dando demasiada leche y/o que te estés sacando muy pocas veces en el trabajo.

Introducción de alimentos sólidos

Las recomendaciones internacionales son al efecto de que los niños deben tomar leche materna exclusivamente por los primeros seis meses de vida y continuar recibiendo leche materna hasta los dos años de edad o más, aunque a partir de los seis meses esta nutrición debe ser complementada con otros alimentos. Como te explicáramos anteriormente, todo lo que tu bebé necesita es leche materna hasta los seis meses de edad. A partir de ahí, aunque se introduzcan los sólidos, la leche materna es la fuente principal de nutrientes durante el primer año de vida. Se estima que los bebés de 6-8 meses obtienen alrededor del 70 % de sus necesidades energéticas de la leche materna, a los 9-11 meses el 55 % y a los 12-23 meses el 40 %.

La introducción de alimentos complementarios debe ser sin que se afecte la producción de leche materna ni la cantidad de esta que recibe el bebé. La alimentación complementaria óptima debe ser: oportuna, o sea iniciada en el momento justo, de tal manera que no disminuya los beneficios del amamantamiento; nutricionalmente adecuada, que provea la energía y nutrientes adecuados para lactantes de más de 6 meses de vida; segura, ofrecida y preparada higiénicamente; y sensible, brindada con afecto, respetando las necesidades del bebé. Los alimentos complementarios proveen a tu bebé, aproximadamente, a los 6-8 meses unas 200 kcal diarias, a los 9-11 meses, 300 kcal diarias y a los 12-23 meses unas 550 kcal diarias.

La leche materna es un alimento completo por lo menos durante los primeros seis meses para los infantes a término y saludables. No se recomienda la introducción de los alimentos sólidos antes, ya que éstos pueden causar reacciones alérgicas, pueden llevar a una pobre nutrición al desplazar a la leche materna, dificultad para alimentarse con cuchara; y riesgo de destete prematuro. Se recomienda que la introducción de sólidos comience a partir de los seis meses porque de los 6 a los 9 meses de edad, tu bebé necesita otras fuentes de hierro y posiblemente las calorías de la leche materna sean insuficientes para su desarrollo. Existen unas guías que le indican a la madre que el bebé está listo para comer sólidos; veamos algunas: la erupción de los dientes, habilidad para sentarse solo, hace movimientos de las manos y los dedos con el propósito de alcanzar los alimentos y mantiene los alimentos dentro de la boca sin empujarlos hacia fuera con la lengua. No todos los bebés se interesan en comenzar a consumir alimentos sólidos a la misma edad por lo que debes estar atenta a las señales de interés que muestre tu bebé para comenzar a comer sólidos.

Las primeras alimentaciones con sólidos deben ser consideradas como una nueva forma de comer, no como un sustituto de leche materna; por lo tanto, es preferible dar el pecho antes de ofrecer los sólidos durante las primeras semanas de práctica. Además, un bebé hambriento no va a estar muy receptivo a alimentos nuevos. Muchos bebés lactados se adaptan muy bien a los sólidos porque se han acostumbrado a la variedad de sabores en la leche humana. Probablemente el bebé solo comerá una o dos cucharaditas, lo que está perfectamente bien. Si trabajas fuera del hogar, cuando llegas del trabajo amamanta al niño siempre antes de ofrecerle la comida para asegurarte de mantener una buena producción de leche.

Puedes preparar los alimentos en la casa, esto te evitará gastar dinero en preparados comerciales ("potes para bebés"). Estos son caros, altamente procesados, algunos contienen preservativos y harina para espesarlos y la suavidad y textura que tienen puede dificultar la transición a los alimentos regulares. Se han reportado problemas para la salud por la presencia de partículas extrañas, contaminación bacteriológica y exceso y omisiones de nutrientes. Si decides comprarlos y no preparar en casa los alimentos a tu bebé, trata de adquirir los preparados comerciales que no tengan aditivos.

Debes introducir un solo alimento a la vez, por seis a siete días, en pequeñas cantidades. Esto te permitirá identificar si alguno de los alimentos no le cae bien o le causa alergia al bebé. Algunas de las reacciones alérgicas que pudieran ocurrir son: erupciones en la piel, asma, ojos rojos con picor, infecciones de oído, irritabilidad y dolor colicoso, vómitos y estreñimiento o diarreas. Si el bebé presenta alguno de estos síntomas, debes eliminar ese alimento, e introducirlo nuevamente en un futuro.

Los infantes amamantados son alimentados en la falda de la madre, la aceptación de los sólidos puede ser un proceso más fácil si se continúa con la misma táctica. Siempre debes usar una cuchara, NUNCA debes darle alimentos en un biberón, pues afectas el proceso de tragarlos.

Si vas a ofrecer alimentos preparados en casa, éstos deben ser hechos sin exceso de sal y azúcar. Puedes empezar con guineo, batata mameya, batata o aguacate ya que tienen una textura más suave para que practique al tragarlos. Algunos profesionales del campo de la nutrición han expresado preocupación en ofrecer alimentos dulces primero ya que podrían causar rechazo por parte del bebé a los vegetales y las carnes. Esto, sin embargo, no tiene ningún fundamento porque la leche materna es muy dulce. Luego de que observes que el bebé traga bien, puedes ofrecerle las carnes ya que éstas son una buena fuente de hierro. Puedes darlas majadas o trituradas, usa primero las de pollo o pavo y luego la de res, pero magra. Como tercera opción, puedes ofrecer los cereales de grano entero como pan integral. Si decides utilizar cereal para bebé fortificado con hierro, puedes disolverlo en leche materna o agua y ofrecerlo en las mañanas. No es necesario darle a los bebés cereales de infante ya que alimentan igual que los cereales de adulto y son más costosos.

Al infante de seis meses, se le pueden dar los alimentos suaves con cuchara, en cambio los infantes de ocho meses en adelante, preferirán alimentos en pedazos pequeños, que puedan tomar con sus manos y llevarlos a la boca. El ofrecer alimentos en pedazos le provee al infante una oportunidad de ejercer control sobre sus muñecas, dedos y manos, además, de utilizar su pulgar en oposición con los otros dedos, permitiendo el agarre. Los siguientes alimentos se pueden dar a infantes después de los ocho meses para ayudarles a iniciar la auto alimentación: pedazos suaves de frutas o vegetales (ej: guineos maduros, papaya); pedazos pequeños de pan, cereales (de desayuno) secos, sin azúcar, alimentos picados en pedazos (ej; guineos verdes cocidos, yautía, papas, pollo). Mientras el bebé está aprendiendo a manejar estos alimentos, la madre o la persona que lo cuida debe mantenerse cerca para vigilar que el bebé no se atragante.

Cada nuevo alimento que acepte el bebé será ya parte de su dieta. Los padres deben ofrecer más alimentos hasta que el infante indique que no desea más. Esto lo hace cerrando la boca, escupiendo la comida o haciendo otros gestos indicando claramente que está satisfecho. Nunca forcemos comida al bebé, fomentemos que éste desarrolle el autocontrol de lo que consume.

Los padres deben ser pacientes cuando se inicie el proceso de alimentación con sólidos. El bebé requiere tiempo para llevar a cabo ajustes a este nuevo método de alimentación. Este proceso requiere masticar, tragar, experimentar nuevos sabores, texturas, manipulaciones, en fin, el bebé es el protagonista, quien debe guiar esta nueva manera de comer.

Se recomienda que se le ofrezca al bebé una variedad de alimentos incluyendo: carnes, aves, res, cerdo, sustitutos de carnes, panes, cereales, arroz, viandas, frutas y vegetales, especialmente aquellos ricos en vitamina A al final de su primer año de vida. Evita bebidas con poco valor nutricional, como el té, café y bebidas azucaradas como los refrescos. Contrario a la imagen que se tiene de que los jugos son saludables, la investigación científica relaciona las bebidas dulces de todo tipo, incluyendo los jugos, con la obesidad en los niños. Darles mucho jugo a los infantes disminuye su apetito por un alimento superior como la leche materna. La Academia Americana de Pediatría recomienda que no se le ofrezca jugos a infantes menores de 6 meses y que no existe una razón nutricional para darlos antes del primer año. Por lo tanto, es mejor que ofrezcas a tu bebé frutas naturales que no contengan azúcar y luego del primer año, si le ofrecieras jugo, debes limitar la cantidad a no más de 4 a 6 onzas al día. Las frutas frescas puedes darlas peladas o majadas y trata de dejar los cítricos como las chinas y toronjas hasta después del año de edad porque estas a veces causan alergias.

Usa los vegetales con sabor suave primero; como la zanahoria, la calabaza, los guisantes, la batata y la papa. No le añadas mantequilla ni queso cuando los prepares. Los productos lácteos como el queso, el yogurt, y el "cottage cheese" se pueden añadir alrededor de los 9 a 10 meses ya que la probabilidad de que causen alergias a tu bebé es baja porque no tienen las proteínas del suero. A partir de los 10 meses, puedes también añadir la margarina o mantequilla.

Antes del primer año, debes evitar la leche de vaca y la clara de huevo porque son altamente alergénicas. La yema de huevo es alta en hierro y proteína y rara vez causa alergias así que puedes darla a tu bebé.

También debes evitar que coma antes del año frutas cítricas, fresas o bayas con semillas, frutas secas, alimentos fritos, productos que contengan azúcar o endulzadores artificiales añadidos, alimentos altos en sodio como galletas, sopas enlatadas y pretzels. Se recomienda también que los niños pequeños no coman miel porque pueden contraer botulismo a través de ésta. Existen otros alimentos que tu niño, si es menor de 3 años, no debe comer ya que puede asfixiarse o ahogarse. Algunos son: las nueces, las uvas enteras, las hojuelas de maíz, cantidades grandes de mantequilla de maní en una cuchara, los pedazos de zanahoria o celery y las quenepas.

A la hora de comer se debe eliminar las distracciones para que el infante pueda enfocarse en esa actividad. Se recomienda comenzar los alimentos sólidos en los momentos más tranquilos del día, a media mañana o a media tarde. Si el bebé no muestra interés en la comida, la madre puede colocarlo junto a la familia a la hora de comer para que observe a la familia. Poco a poco tu bebé comerá de los mismos alimentos de la familia en tres comidas y una o dos meriendas. Para los nueve meses se le debe ofrecer al infante 3 a 4 servicios de alimentos con almidón (papas, yautía, pan, arroz, calabaza), 3 a 4 servicios de frutas y vegetales (no dar más de 4 oz de jugo, es mejor la fruta en su estado natural), y dos servicios de carnes, pescado, huevo o granos ricos en hierro.

Continúa dándole leche materna y asegúrate de que su dieta contenga diariamente:

- proteína proveniente de fuente animal como las carnes de vaca, pollo, pescados o huevos, estas pueden agregarse a los alimentos básicos;

- legumbres o granos tales como las habichuelas, garbanzos, lentejas;

- productos lácteos como el yogurt y el queso;

- vegetales con color en la mayoría de las comidas ya que estos contienen más nutrientes que los pálidos;

- frutas en las meriendas o en las comidas;

- todo tipo de alimento básico que coma la familia tal como arroz, papa, maíz, plátanos y otras verduras.

40

Enfermedad del bebé durante la lactancia

Durante el periodo de lactancia se presentan situaciones o condiciones en el infante que pueden afectarla. La gran mayoría de las enfermedades agudas autolimitantes, como las enfermedades respiratorias del tracto superior, infecciones de oído, infecciones de orina y las enfermedades gastrointestinales, no necesitan que se suspenda el amamantamiento. Debido a que la leche materna es baja en partículas, el infante se puede mantener bien hidratado a pesar de tener fiebre, diarrea u otras causas para perder fluidos. Continuar con el amamantamiento ayuda a disminuir la severidad y la duración de la condición en la gran mayoría de los casos. Además, en estos momentos es que el infante necesita aún más de la cercanía de su madre y el pecho le provee el confort que tanto requiere cuando está enfermo. Destetar a un infante cuando está enfermo es añadir un trauma psicológico al estrés de la enfermedad.

Algunos infantes requieren de procedimientos quirúrgicos que van desde procedimientos electivos para corregir una hernia o un testículo que no descendió, o procedimientos de emergencia y/o para salvar la vida del infante tales como la corrección de anomalías cardiacas. Sea cuál sea la razón, la madre de un infante lactado que requiera cirugía debe recibir apoyo para que continúe amamantando hasta el día de la cirugía y para mantener la lactación con extracción hasta que el bebé pueda pegarse al pecho. Las propiedades que tiene la leche humana para reducir una infección son particularmente valiosas para un infante enfermo.

La pregunta más pertinente alrededor de la cirugía de un infante o un trotón es en que momento dar el pecho antes de la cirugía. La Academia de Medicina de la Lactancia Materna en su protocolo # 25 ofrece unas recomendaciones para proteger al infante de aspiración pulmonar del contenido gástrico y los riesgos asociados a no llevar un ayuno apropiado. De ser un procedimiento que no requiera sedación o anestesia general no se suspende nunca la lactancia y se da el pecho normalmente. Si se requiere para el procedimiento sedación o anestesia general se deben seguir las recomendaciones que enumeramos a conti-nuación.

1. Se debe suspender la lactancia por lo menos cuatro horas antes de la anestesia.

2. Amamante a su bebé antes de las 4 horas de ayuno aunque lo tenga que levantar.

3. Puede continuar con líquidos claros hasta dos horas antes de la anestesia o sedación. Los líquidos claros

incluyen las soluciones de electrolitos para infantes, jugo de manzana, soluciones con sacarosa, agua, y los caldos claros sin grasa. La menos que se prefiere es el agua ya que no tiene ninguna fuente de glucosa. Si no quiere usar un biberón puede darlos en tacita, cuchara o una jeringuilla.

4. NO debes dar ni fórmula ni ningún otro suplemento o leche no humana por lo menos 6 horas antes de la anestesia.

5. A los infantes que están lactando y ya comen alimentos sólidos estos deben evitarse por lo menos 8 horas antes de la anestesia.

6. Para consolar a tu bebé en el periodo de ayuno puedes mecerlo, cargarlo en tus brazos o usar un chupete o bobo.

7. Es IMPORTANTE que te extraigas la leche hasta tanto el bebé se pueda pegar en el pecho.

Dale el pecho a tu bebé inmediatamente después de la cirugía. Si tu bebé se encuentra estable, y el tipo de cirugía no evita que coja el pecho o que ingiera alimentos, puedes empezar a lactarlo tan pronto esté despierto. Los infantes y niños lactados necesitan un tiempo de ayuno más corto que cuando se alimentan con fórmula, luego de la cirugía tu pecho les servirá de consuelo.

41

Caries y
salud oral

E l asunto de las caries dentales en los infantes y
niños es uno por el cual los pediatras y los dentistas
pediátricos están particularmente preocupados.
Cuando se discute el tema de las caries dentales en los niños
existe una clara asociación entre la alimentación con botella
(el uso prolongado de la botella en la boca todo el día y
acostar a los niños con ella en las noches), y la incidencia
alta de caries en los incisores superiores que comienzan a
salir en las superficies blandas de las encías. Basados en la
creencia de que el amamantamiento aumenta el riesgo de
caries, algunos investigadores y profesionales de la salud
han recomendado que los infantes se desteten cuando los
primeros dientes deciduales salgan. Nuevas investigaciones,
sin embargo, indican que el amamantamiento no aumenta
el riesgo de caries dentales.

Se ha encontrado que la leche humana no es más
cariogénica que las fórmulas y que son algunas de las

fórmulas para infantes las que pueden disolver el esmalte del diente, reduciendo significativamente el pH y causando caries dentales y el envolvimiento de la pulpa. Varios componentes de la leche humana pueden proteger contra el desarrollo de caries. La IgA y la IgG retardan el crecimiento del estreptocco; por otro lado la lactoferrina tiene una acción bactericida contra streptococcus mutans, una bacteria implicada de la formación de caries.

Algunos asumen que la leche materna es más cariogénica que las fórmulas porque contiene mucha lactosa, la cual puede ser tan cariogénica como cualquier otra solución de azúcar en una botella; sin embargo, la lactosa está protegida por las propiedades antibacteriales y antienzimáticas de la leche materna. Además, la enzima lactasa convierte la lactosa en glucosa y galactosa en los intestinos del bebé en vez de en la boca.

Los humanos somos la única especie de mamíferos que tienen pérdida significativa de los dientes deciduales. Los antropólogos han evaluado cerca de 600 cráneos de nuestros ancestros prehistóricos, los cuales por supuesto fueron amamantados (no había fórmula en aquel entonces), y no encontraron evidencia de problemas de caries dentales o pérdida de los dientes debido a éstas. El problema de la caída o pérdida de los dientes no ha sido un problema significativo hasta hace 8,000 a 10,000 años atrás. Los antropólogos creen que el aumento en la pérdida de los dientes se debió principalmente a la llegada del cultivo de cosechas. Algunos antropólogos piensan que hubiese sido un suicidio evolucionario si la leche materna produjera caries y que la evolución hubiera seleccionado en contra de ella.

Se han identificado algunos factores que pudieran aumentar el riesgo de un infante hacia el desarrollo de caries. Para determinar por qué un infante tiene caries se debe hacer una evaluación profunda de los siguientes factores:

- La ingesta de azúcar. Esta es la causa principal del deterioro de los dientes. Esto incluye la azúcar en los alimentos tales como los jugos, cereales, panes, pasas etc. También aplica a los medicamentos con azúcar. Es importante entender que no es la cantidad de azúcar a la cual el diente esté expuesto, sino la frecuencia de exposición lo que es la clave para desarrollar las caries.

- El momento en que se introducen a la boca del bebé y la cantidad de bacterias que causen caries. Se sabe que el steptococcus mutans está presente en mayor concentración en las bocas de los infantes y niños pequeños que tiene caries que en las que no tienen. Esta bacteria se transfiere más comúnmente de la madre. Las madres con niveles elevados de esta bacteria usualmente tienen un historial de caries y tienden a pasar la bacteria a sus bebés.

- Xerostomia o resequedad de la boca – falta de flujo salivar.

- Enfermedad o estrés de la madre durante el desarrollo fetal.

- Pobres hábitos alimenticios de parte de la familia.

- Pobre higiene oral en el niño y en el resto de la familia.

- ◆ Genética familiar. Se ha encontrado que algunos factores de la saliva de ciertos individuos pueden proteger contra el desarrollo de caries; estos incluyen una disminución en la agregación de las bacterias al esmalte y la regulación del pH que inhibe que se destruya el esmalte.

Se ha encontrado que no hay evidencia para sugerir que el amamantamiento o su duración son riesgos independientes de las caries tempranas y/o severas en la niñez. Por otro lado sí se ha encontrado que la pobreza, pertenecer a algunas etnias y tener una madre fumadora, sí fueron factores independientes para el desarrollo de caries. Kotlow (2010) demostró que en los niños lactados, un anclaje anormal del frenillo maxilar puede ser un factor contribuyente para la formación de caries en los dientes maxilares anteriores. Esto es debido en parte a la inhabilidad de los infantes a remover la leche residual del área entre el labio y la superficie facial de los incisivos maxilares centrales y laterales cuando acaban la tetada. Se recomienda un diagnóstico y tratamiento temprano del frenillo lingual con un anclaje anormal. Estudios recientes han documentado que el amamantamiento provee, además, otros beneficios orales y dentales incluyendo un riesgo reducido de malaoclusión, en el colapso de las formas faciales, ronquido y en la apnea obstructiva del sueño.

Podemos concluir que la evidencia no apoya una relación causal entre el amamantamiento y las caries en los infantes y que la leche materna por sí sola no causa éstas. A los infantes que desarrollan caries no se les debe destetar ni tampoco achacar al amamantamiento frecuente en las noches como la causa de éstas. Sin embargo, los infantes exclusivamente amamantados no son inmunes al desarrollo de caries ya que existe un sinnúmero de factores implicados en esto. Todos los infantes deben recibir una higiene dental adecuada una vez le salen sus primeros dientes. Aquellos infantes con historial familiar de caries deben tener una evaluación dental temprana (cuando le comienzan a salir los dientes) y los que no tienen historial familiar deben tenerla a los 12 meses de edad. Nunca se debe dejar a un infante dormir tomando algún líquido de un biberón a menos que sea agua.

Desde el 2000 la Academia Americana de Dentistas Pediátricos, endosó la política de lactancia materna de la Academia Americana de Pediatría, y se alejó de su ridícula política de recomendar el destete de los infantes una vez le salieran los primeros dientes.Todavía sin embargo, continúan recomendando que los infantes y niños no se deben lactar a demanda una vez les salgan los primeros dientes. Esto, como sabemos, es muy difícil de lograr sin afectar el apego, y tener un impacto en la duración de la lactancia y en la producción de leche, sobre todo en las madres que trabajan fuera del hogar.

42

Destete

Las recomendaciones de la Academia Americana de Pediatría son, como te mencionáramos antes, que los bebés deben recibir leche materna, por lo menos, hasta el año de edad o más. El destete de un bebé comienza con la introducción de otros alimentos o bebidas y concluye con la terminación completa del amamantamiento. Debe ser largo y gradual e idealmente debe durar desde los seis meses hasta alrededor de los 2 años o más, según la Organización Mundial de la Salud.

El destete debe ocurrir espontáneamente cuando el bebé vaya dejando gradualmente el pecho, sin ser presionado por la madre u otras personas. Los estudios antropológicos señalan que el tiempo de destete en un niño debe ser entre los **2.5 a 7 años** de edad. A muchas personas de nuestra cultura esto les parece irracional y hasta lo consideran una barbaridad. Muchos piensan que es innecesario amamantar a un niño después de los seis meses y hasta piensan, absurdamente, que esto le puede hacer daño psicológico o que es incestuoso. En la mayoría de las sociedades donde la lactancia es la norma cultural, los niños son amamantados dos, tres y más años sin que exista evidencia científica de que deba ser de otra manera.

Los niños continúan recibiendo un sinnúmero de beneficios del amamantamiento después de los seis meses de edad: los nutricionales, inmunológicos, psicosociales y económicos. La leche materna sigue siendo el alimento más importante para el infante durante su primer año de vida, además de continuar ofreciendo protección inmunológica ya que el sistema inmunológico de un niño no madura completamente hasta, por lo menos, los 6 años de edad.

Frecuentemente, las mamás destetan a sus hijos innecesariamente y por razones que no son del todo válidas. Algunas son:

- La madre se siente sobrecargada por el cuido del bebé. La gente le dice que la culpa es de la lactancia, en vez de oírla y darle ayuda. "Ese muchacho te va a acabar"; "Te está secando"; "Ya es grande para estar pegado a la teta" son algunos de los comentarios. Los grupos de apoyo pueden ayudarte grandemente. Debes buscar tiempo para ti, salir y descansar.

- Al bebé le salen dientes. Hay una idea errónea de que luego de salirle los dientes el bebé no puede lactar porque morderá a su madre. La verdad es que se debe amamantar por años y no por meses, de hecho, varios años después de que le salen los dientes. Debes retirarlo del pecho siempre que trate de morder, y así aprenderá rápidamente que perder el pecho de mamá es un precio muy caro.

- Mamá desarrolla mastitis. El médico le dice que tiene que destetar. ¡Horror! Destetar en estos momentos está contraindicado; el tratamiento para mastitis es, entre otras cosas, el vaciado efectivo y frecuente del pecho.

- La mamá comienza a trabajar. Muchas mujeres trabajan y continúan lactando a sus bebés por mucho tiempo.

- A la mamá se le recomienda destetar porque le recetaron un medicamento o porque se tiene que hacer una prueba diagnóstica. La gran mayoría de las veces el destete es innecesario. Si la droga realmente está contraindicada, a menudo puede cambiarse por otra al igual que la prueba diagnóstica.

- Mamá o bebé están enfermos u hospitalizados. Cuando el bebé está enfermo es cuando menos se debe destetar. Los bebés con diarreas, vómitos, pulmonías, etc. DEBEN continuar amamantando; y la mayoría de las condiciones en la madre permite continuar amamantando.

- La madre está embarazada. No es necesario destetar porque se está embarazada.

- Percepción por parte de la madre de que el bebé está muy grande para continuar amamantando. El tiempo de lactancia para un bebé humano es de los 2.5 a los 7 años.

- El padre desea que el bebé se destete. Tiene celos de la relación, piensa que si se le da un biberón al bebé la esposa tendría más tiempo para él. Hay que hablar sobre estos sentimientos con el papá, llevarlo a un grupo de apoyo en el que otros padres hablen de sus experiencias, muchas veces ayuda. Siempre hay que enfatizar en la importancia del ROL del padre en la lactancia exitosa.

- El bebé desea lactar en momentos inconvenientes. Se debe escoger la ropa cuidadosamente, no uses camisas muy pegadas que dificulten el proceso o camisas o trajes con botones en la parte de atrás. En esos momentos, trata de estar lista para distracciones o sustitutos. Además, puedes limitar el amamantamiento a ciertos lugares y momentos.

- El bebé rehúsa comer otros alimentos. Es necesario que empieces a variarle los alimentos y a ofrecerlos en pequeñas cantidades.

- Alimentaciones nocturnas muy frecuentes en niños de más de dos años. Discute con tu esposo la posibilidad de que en ocasiones sea él quien se levante a atender al bebé. Si duerme con los padres, poner una camita en el piso, o acostarlo ocasionalmente con un hermanito. PACIENCIA.

El destete gradual deja sentimientos positivos tanto en la madre como en el niño. Los destetes bruscos producen en muchas madres pesadumbre y dolor de conciencia. Si te sientes muy sobrecargada debido a las exigencias de tu trotón, puedes utilizar algunas técnicas para espaciar las sesiones al pecho (siempre y cuando sea un niño mayor de uno o dos años):

- No le ofrezcas el pecho, pero no te niegues a darlo si el niño te lo pide. Esta es una manera segura y efectiva para destetar, pero puede tomar tiempo.

- Cambia las rutinas diarias. Si el bebé tiene unos lugares donde siempre quiere lactar, cambia el sitio donde te sientas o estás con el bebé. Por ejemplo, no te sientes en el sillón.

- Papá puede ayudar a distraer al niño, ofreciéndole algún alimento que le guste o hacer alguna actividad que le distraiga.

- Anticipa qué actividades se pueden hacer que distraigan al bebé en los momentos del día cuando este acostumbra tomar el pecho.

- Pospón la alimentación al pecho más tiempo. Acorta el tiempo de duración al pecho. Esto es más efectivo en niños mayores de dos años.

- Negociar. Esto funciona sólo en niños mayores de tres años.

Existen unas señales que nos indican que se está apresurando al bebé demasiado para que se destete. Si el niño se observa reprimido, triste, con sonambulismo, aumento en apego a la madre durante el día, toma un objeto de apego nuevo como un osito o sábana, y/o manifiesta miedo a la separación o aumento al miedo a esta, debes considerar no presionar el destete.

Si tuvieras que destetar bruscamente debido a una separación física prolongada de tu bebé, medicamentos o enfermedad en los cuales realmente amamantar está contraindicado, debes usar compresas tibias o baños con agua tibia ya que esto te alivia la molestia y dilata los ductos. Además, debes extraerte la leche para aliviar la sensación de llenado, usar un sostén que te dé soporte y sea cómodo y vigila los signos de ductos tapados o infección de los pechos. Debes esperar sentirte deprimida y triste durante algún tiempo, busca sostén, apoyo y ayuda en personas que puedan oírte con simpatía. Debes ofrecer al bebé abrazos y cargarlo más de lo acostumbrado para evitar que se sienta rechazado.

43

Lactar a gemelos

Tener gemelos es una situación especial que se puede manejar si la madre se prepara y recibe ayuda de toda la familia. Puedes producir suficiente leche para amamantar dos y tres bebés. Prepararse para amamantar a gemelos es esencial y debes asistir a charlas de lactancia y grupos de apoyo para madres lactantes. Existen libros que orientan sobre la lactancia cuando tienes dos o más bebés. Reunirte o hablar con madres que hayan pasado por la experiencia ayudará a planificar y prepararte para la llegada de tus bebés. Puedes pedir información sobre cómo reunirte con madres lactantes de gemelos en el Programa WIC o en la Liga de la Leche de Puerto Rico.

Cuando nazcan tus bebés, es importante alimentar a los infantes cada vez que estos demuestren interés. Probablemente, no sea posible mantener un horario regular de alimentaciones durante las primeras semanas. Trata de no dar suplementos, por lo menos, las primeras seis semanas para no afectar la producción de leche. Debes, siempre que sea posible, alimentarlos a la misma vez ya que esto te ayudará a establecer un horario regular cuando sean más grandes. Aprender a amamantar a los gemelos a la misma vez requiere paciencia, pero desarrollarás las destrezas necesarias con la práctica.

Las primeras semanas debes ofrecer los dos pechos a ambos infantes. O sea, ofrece el pecho izquierdo a un bebé y en la próxima alimentación ofrécele a este mismo bebé el pecho derecho. Cuando los infantes vayan creciendo, irán desarrollando cada uno preferencia por un pecho. Cada pecho producirá lo que cada bebé necesite.

Cuando vayas a amamantar puede ser útil usar muchas almohadas o cojines, o un cojín semicircular para gemelos. Para posicionarlos puedes colocar ambos bebés en la posición de "madonna", con sus piernitas una al lado de la otra o la pierna de uno sobre la del otro. Puedes también colocar ambos bebés en la posición de lado o "football", colocar ambos en posición de "madonna" o acostarte con un bebé al lado y el otro acostado sobre tu cuerpo. Con los gemelos puedes usar divinamente las posiciones en las que estás reclinada, ya sea en una butaca cómoda o en tu cama.

Si amamantas a tus gemelos, debes consumir calorías adicionales para evitar demasiada pérdida de peso, llevar una dieta variada, tomar líquidos para saciar tu sed y descansar todo lo que puedas. Poco a poco te irás ajustando a la situación y según tus gemelos vayan creciendo te darás cuenta de que, aunque en las primeras semanas parece ser más difícil, amamantar realmente es mejor que estar preparando biberones de fórmula para dos.

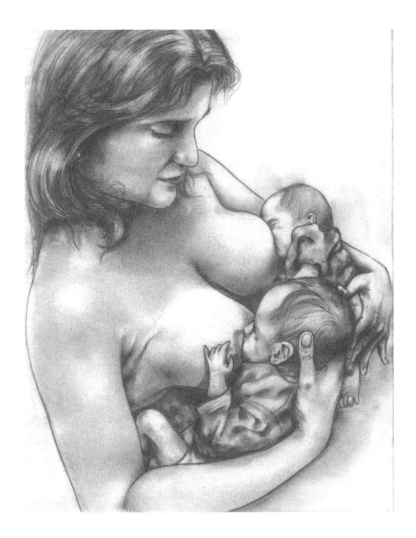

Figura 16: Gemelos posición lado y madonna

44

Lactando durante un próximo embarazo y después

Si estás amamantando a un infante o niño y sales embarazada nuevamente, la decisión de continuar lactando durante el embarazo puede ser difícil y es muy individual. Podrías tener sentimientos encontrados y recibir presión de otras personas para que destetes.

Además de tus sentimientos, existen algunas consideraciones adicionales importantes. Una de estas es la edad del bebé que estás amamantando, si este tiene menos de un año, es recomendable que continúe tomando tu leche hasta el primer año. Hay infantes mayores de un año que además tienen una necesidad física y emocional de continuar amamantando. Otras consideraciones son la presencia de molestias o dolor en los pezones y su severidad y razones médicas tales como sangrado uterino durante el amamantamiento, historial de parto prematuro o pérdida de peso de la madre durante el embarazo.

Entre el 60 % y el 70 % de los bebés lactados se desteta antes de que nazca su hermanito(a). Las razones para ello son, mayormente, disminución en la cantidad y cambios en el sabor de la leche durante el segundo trimestre, las molestias en los pezones producidas por las hormonas del embarazo, o que el bebé se iba a destetar irrespectivo del embarazo.

Existen varias preocupaciones entre las madres que lactan a un bebé mientras están embarazadas. Si te aseguras de tener una ganancia de peso adecuada durante el embarazo, no debe preocuparte que el desarrollo del bebé que está en el vientre se vea afectado por el hecho de que estás lactando. También pudiera preocuparte que las contracciones uterinas producidas por el amamantamiento aumenten el riesgo de parto prematuro, pero no hay riesgo real de que esto ocurra en un embarazo saludable; de hecho, durante todo el embarazo, tu útero está teniendo contracciones, la mayoría de las cuales no sientes. Otra preocupación frecuente es el que las hormonas del embarazo le hagan daño al bebé que estás amamantando. Esto **no** es cierto ya que el bebé lactado recibe mucho menos hormonas que el que está en el vientre.

Hay, sin embargo, algunas razones médicas para *considerar el destete* durante otro embarazo. Estas son: dolor o sangrado uterino, historial de parto prematuro (debe haber además de contracciones, dilatación y borramiento del cuello uterino) y pérdida de peso sostenido por la madre. Si te ocurre alguna de estas situaciones, y decides destetar a tu bebé, recuerda seguir las recomendaciones que te ofrecimos anteriormente para lograr un destete que lo afecte lo menos posible.

Si continúas lactando durante el embarazo puedes estar segura de que cuando tu bebé nazca recibirá calostro. La leche que se comienza a producir se hace para suplir las necesidades de tu nuevo bebé. Tu hijo mayor también volverá a tomar calostro, pero esto no le causará ningún daño. Debes lactar siempre al bebé recién nacido primero ya que él tiene la necesidad mayor de tu leche. Procura alimentarte con una dieta variada y tomar líquidos para saciar la sed. La carga de lactar a dos bebés o de hacer lactancia en "tandem" puede demandar mucha energía y tiempo; descansa frecuentemente y trata de dar el pecho el mayor número de veces acostada. Con el tiempo, notarás que ambos niños se acostumbrarán a la rutina y muchas veces querrán lactar a la misma vez, estableciendo un momento especial para ellos y para ti.

Si en algún momento te sientes que no puedes con la carga, oriéntate con alguna líder de la Liga de la Leche o con un profesional de la salud especializado en lactancia materna para que discutas las opciones posibles que te permitan continuar amamantando a tu nuevo bebé.

45

La sexualidad durante la lactancia

L a relación de la madre con el padre del bebé atraviesa por un periodo de ajuste mientras ambos lidian con los cambios en sus vidas producidos por la llegada del bebé. Para algunos padres, por ejemplo, hay cierta dificultad en mirar a su pareja como su amante y a la vez la madre de su hijo (el conflicto Venus-María). El hombre puede tener miedo a hacerle daño físico a la madre. Su sentido de respeto por la maternidad puede llevarlo a pensar que ésta es "más importante" que el sexo y que está mal que él esté pensando en relaciones sexuales en este momento. Es importante hablar sobre esto.

El tiempo y los momentos íntimos para la pareja pueden ser pocos y escasos. El recién nacido parece ocupar todo el día de sus padres. Requieren atención cada 2 a 3 horas las primeras semanas de vida. Cuando el bebé se queda dormido, si mamá y papá no están exhaustos, luego del juego amoroso, es común que bebé se despierte interrumpiendo el momento.

Existen otros factores negativos inherentes al parto, como el dolor de una episiotomía o de una cesárea, o sentimientos de frustración, fracaso o vulnerabilidad provocados por una mala experiencia con el parto. La autoestima lesionada aporta poco al deseo sexual en una mujer. Este renglón es, desgraciadamente, muy común entre nuestras madres, dada la medicalización y deshumanización del parto en Puerto Rico.

Cualquier situación relacionada al bebé, tales como enfermedad o cólicos, puede añadir tensiones adicionales a la interacción de la pareja. Los bebés de alta necesidad requieren de atención casi constante, lo que aumenta las frustraciones y estresores de la pareja.

El medio ambiente hormonal puede contribuir a una sexualidad disminuida. Los niveles de prolactina, las alteraciones en los niveles de LH, y el hipoestrogenismo de la lactancia se han incriminado en alteraciones del estado de ánimo, la melancolía posparto y disminución de la líbido. Otros factores tal vez juegan un papel más importante que el medio ambiente hormonal (el impacto negativo para algunos maridos de la eyección de leche durante el coito, el conflicto con la utilización sexual de los pechos, la consejería inapropiada del médico). Realmente, no hay evidencia de que el uso sexual de los pechos aumente riesgo alguno y, de hecho, puede reforzar los pezones y la areola. En términos de la respuesta sexual de la mujer en lo que respecta a la lubricación, puede haber dispareunia (dolor durante el coito) por afinamiento del epitelio vaginal, o meramente cansancio por falta de sueño.

Otro renglón importante en nuestro medio ambiente es el impacto de la cama familiar. La presencia del bebé en la cama le da más oportunidad a la madre para descansar y amamantar, pero puede desincentivar a algunas parejas para la actividad sexual. El colecho no afecta la ternura y cercanía de la pareja. Con el bebé en la cama se puede disfrutar del tacto, la risa, y la conversación con la pareja, aunque la intimidad puede ser menos espontánea. La pareja puede comenzar a programar momentos para estar juntos y buscar ayuda para que alguien atienda al bebé, pueden buscar algún otro lugar íntimo después que el bebé se duerma, o mover al bebé a una cunita después que se duerma.

Para algunas mujeres, el sentido de bienestar y paz que se ha asociado al amamantamiento a través de la historia, puede transmitirse a la relación con la pareja. Los sentimientos de ternura y calor humano que se producen en el proceso de cuidar de un bebé pueden contribuir a un aumento en el deseo sexual y a la unión de la pareja. Particularmente en aquellos casos en que el parto ha sido una experiencia enriquecedora, puede producirse un sentimiento aumentado de femineidad en la mujer y el sexo es en esos casos una expresión natural de un sentimiento de bienestar.

Los reportes en la literatura varían en cuanto al momento de la reanudación de la actividad sexual después de un parto, con grandes diferencias en diferentes culturas. Se ha reportado que el inicio del coito ocurre como promedio a las 8 semanas y el 75% de las parejas ha reanudado las actividades sexuales para el final del tercer mes del posparto En nuestro país la recomendación (desgraciadamente) usual es evitar el coito por 6 semanas. Como en tantas otras recomendaciones y prácticas obstétricas, la evidencia científica para apoyar esta recomendación brilla por su ausencia. No tenemos datos de cuántas parejas siguen esta recomendación al pie de la letra. No cabe duda que la práctica indiscriminada de la episiotomía, y de otras prácticas obstétricas operatorias rutinarias en nuestro país probablemente retrasen el reinicio de la actividad sexual. En términos generales, la recomendación debe dejar la decisión fundamentalmente en manos de la mujer. La primera visita posparto, por otro lado, no debe esperar 6 semanas. Hay muchos renglones de educación y de orientación que deben atenderse mucho antes por el proveedor obstétrico.

La frecuencia coital, por otro lado, puede estar afectada por la edad, el nivel de educación, y el miedo al embarazo, entre otras causas. Algunos estudios han reportado menos frecuencia entre las lactantes pero otros reportan lo contrario, y aún otros no han encontrado diferencia. La conclusión lógica en cuanto a esto parece ser que la lactancia puede ser un elemento inhibidor en algunas parejas y estimulante en otras. La frecuencia del coito para mujeres casadas, durante el amamantamiento, se ha reportado según un estudio multicéntrico, que varía de 4 a 30 episodios por mes con un promedio de 3 a 5 veces al mes.

En la práctica, si la mujer experimenta sequedad vaginal durante la lactancia y retraso en su capacidad para lubricar, el uso de algún lubricante artificial, incluyendo alguna crema natural de estrógeno, es perfectamente permisible y no tiene efectos negativos sobre el amamantamiento. Otro evento común en esta etapa es el reflejo de bajada que experimenta la mujer al excitarse sexualmente (recuerden que la oxitocina es la hormona del amor). Esta leche que emana de los pechos durante el acto sexual puede ser desagradable para algunas parejas, o sencillamente divertido para otras. Lo importante es no cohibirse por ello. Tampoco hay razón alguna para que la pareja se inhiba de utilizar los pechos durante el acto sexual, pues nuestra cultura es una de las que lo hacen en este planeta. La conclusión general debe ser: ¡No hay problema!

En aquellos casos en que la sexualidad mantiene una prioridad baja por semanas o meses, el compañero puede sentirse confundido o algo herido. Durante estos tiempos es muy importante que la pareja mantenga abiertos sus canales de comunicación. Cuando aflora la tristeza, hay que hablar. Se debe dar al padre el refuerzo de que el poco interés sexual de su mujer no es por falta de amor, ni un rechazo de éste, sino un producto pasajero del proceso del posparto. Es importante que él entienda que el sexo no es la única manera de demostrar amor en estos momentos. Abrazarse, besarse, acariciarse, acompañarse y disfrutar de ese regalo divino que les dio la creación, son otras formas de amarse. La madre, por su parte, se sentirá mejor de que su compañero no insistirá en algo que ahora ella no quiere hacer, y trabajará en fortalecer y profundizar su relación en otras formas que sean aceptables. Nada como una cena íntima y unas copas de vino. Y, ¡quién sabe! ¡Quizás ella vuelva a entusiasmarse más pronto!

Pasar de dos a tres no es fácil, requiere mucho ajuste y toma tiempo. Mientras más ayuda la madre recibe de su compañero, más comprensión y más amor, poco a poco su libido irá aumentando.

* En la redacción de esta sección contamos con la colaboración del Dr. José J. Gorrín Peralta, obstetra-ginecólogo y especialista en medicina de la lactancia materna

46

La leche materna y la contaminación ambiental

El mundo en que vivimos está lleno de contaminantes. Encontramos productos químicos en el agua, el aire, los alimentos que consumimos, en nuestras casas, escuelas y centros de trabajo. En los últimos años, se ha comprobado que a medida que han aumentado los contaminantes químicos también se ha visto afectada la leche humana. Esto se debe a que muchos contaminantes químicos se concentran en los tejidos grasos del cuerpo y llegan a la leche materna a través de su componente lípido.

La realidad es que los niveles altos de químicos en la leche materna son una amenaza potencial a la salud tanto para la madre como para el niño. Los contaminantes en la leche humana se han estudiado en muchos lugares alrededor del mundo. En general, los químicos que se disuelven en lípidos se encuentran en la leche humana. El riesgo está basado según la exposición: a mayor exposición, mayor es el riesgo. Si se sospecha que una madre en particular está expuesta a un riesgo mayor, se debe evaluar este caso individualmente.

Las autoridades nacionales e internacionales están de acuerdo en que a pesar de los problemas con los contaminantes orgánicos, para la gran mayoría de las mujeres amamantar es aún mejor opción que usar fórmula infantil. La leche materna es el alimento perfecto para los bebés ya que tiene el balance perfecto de nutrientes y está llena de anticuerpos y otros componentes inmunológicos que ayudan a proteger al infante de infecciones. La investigación científica ha demostrado hasta la saciedad que los niños que fueron amamantados tienen un menor riesgo de contraer enfermedades como la diabetes, infecciones de los oídos y hasta cáncer.

Los contaminantes en la leche son preocupantes, pero, fuera de las mujeres que por alguna razón han estado expuestas a niveles muy altos de químicos peligrosos, los beneficios de amamantar son mayores que los peligros que puedan causar los químicos. Así que, aún a pesar de los problemas persistentes de los contaminantes orgánicos, amamantar es una mejor alternativa que la fórmula. Alimentar al bebé con fórmula no garantiza que esté protegido de los químicos en el medio ambiente, sobre todo, porque la fórmula se disuelve con agua. Esto crea la posibilidad de que el agua traiga contaminantes aunque se compre embotellada. Continuamente se dan reportes al FDA de contaminación en las fórmulas para bebés con metales tóxicos, bacterias y otras toxinas del ambiente. Así que ninguna alimentación con fórmula mantendrá al bebé libre de toxinas. De hecho, como la leche materna ayuda a los niños a combatir las enfermedades y las infecciones, darles fórmula puede volver al bebé más propenso a estas.

Si estás amamantando es muy importante comer una dieta saludable y variada; dejar de fumar, o no empezar a fumar; tomar líquidos para saciar la sed y tratar de evitar las bebidas alcohólicas. Si se pueden conseguir alimentos orgánicos, este puede ser un buen momento para consumirlos. Es recomendable evitar el pescado alto en mercurio, como el pez espada, el tiburón y el filete de atún. Si se consumen pescados locales hay que asegurarse de que no hay alertas de salud sobre los peces de esas aguas. Aunque hacer cambios pequeños y a corto plazo en la dieta no afectarán significativamente el nivel de algunos contaminantes en la leche, siempre es una buena decisión comer frutas, vegetales y granos y disminuir el consumo de alimentos de animales altos en grasas. Es importante también evitar el uso de pesticidas en la casa y en el jardín; evitar exponerse a solventes, tales como pinturas, pegantes que no sean a base de agua, disolventes de pintura para muebles o vapores de gasolina.

Debemos enfatizar en que los químicos en la leche materna son un problema que demanda acción a nivel nacional e internacional, pero no pánico. En la mayoría de las mujeres, el nivel de estos contaminantes no es lo suficientemente alto como para sobrepasar los posibles riesgos de la fórmula o leche artificial para bebés.

47

Separación de los padres durante la lactancia

S egún ha ido aumentando la cantidad de mujeres que dan el pecho a sus hijos e hijas, la continuación de la lactancia ante una separación o divorcio se ha convertido en un tema importante de discusión tanto aquí en Puerto Rico como en EEUU. Los profesionales de las agencias de servicios sociales y de los tribunales de derecho de familia aún están mal informados en cuanto a la deseabilidad y normalidad de la lactancia prolongada. Con frecuencia expresan desasosiego ante un niño que lacta a los dos, tres, cuatro años o más allá. La desinformación prevaleciente en nuestra sociedad en cuanto a la lactancia afecta todos los renglones, incluyendo abogados, jueces, psicólogos, trabajadores sociales, y, como sabemos, a muchos médicos. Antiguamente, las decisiones en los tribunales de los Estados Unidos reflejan que la decisión de custodia del menor se afectó por la creencia equivocada de que el niño "debió destetarse" antes. En casos más recientes se ha reconocido que no es inapropiado amamantar más allá de la infancia. Sin embargo, no es raro que un padre esgrima esos argumentos (del destete precoz como algo saludable) como palanca de negociación en pleitos de custodia. Después de todo, con lo poco que saben muchos jueces sobre este tema, estos argumentos a menudo progresan.

Las agencias de servicios sociales han dirigido intervenciones en las que se le ha quitado su hijo(a) a una madre por amamantar prolongadamente, en acciones carentes de evidencia científica que demuestre que el amamantamiento prolongado constituya perjuicio para el menor, abuso o abandono. En un caso en la corte estatal de Illinois, un menor fue entregado a un hogar sustituto por más de seis meses porque un juez determinó que el menor estaba a riesgo de daño emocional severo por no haber sido destetado aún. Este caso recibió, como era de esperarse, mucha publicidad. Todo este absurdo andamiaje social, producto en gran medida de la sexualización cultural de los pechos maternos, genera curiosas ironías. Por ejemplo, a nadie le parece extraño ver a un niño chupándose el dedo, usando bobo, o cargando un biberón, pero sí le afecta ver a un niño(a) que camina y habla que todavía esté amamantando. A muchas personas les produce sorpresa oír que se cree que la edad promedio del destete en muchos países está entre los 4 y los 5 años. En este tema, la doctora Katherine Dettwyler, antropóloga en la Universidad de Texas, plantea que la edad natural para el destete humano cae entre los 2.5 y los 7 años de edad.

Las organizaciones nacionales e internacionales han reconocido que la lactancia materna debe ser exclusiva, sólo el pecho, por los primeros seis meses de vida y que, luego de la introducción de sólidos, la lactancia debe continuar por lo menos hasta los dos años de edad, o hasta que sea mutuamente deseable. Hemos hablado anteriormente de los beneficios de la lactancia después del año de edad en la sección "Destete" por lo que no enumeraremos los mismos en esta ocasión. No obstante, nos interesa puntualizar que la Convención de los Derechos del Niño señala, en su artículo 24, la importancia de la lactancia y sus ventajas para la salud de los niños y las niñas, declarándola como un derecho. Por lo cual, es importante que todas las partes entiendan el valor del amamantamiento prolongado para la salud de las niñas y los niños.

En los casos de divorcio o separación de los padres, los derechos de custodia y visitación son prioritarios para los jueces ante el fin primordial que es el bienestar del menor. Cuando el niño es pequeño o menor de dos años los jueces tienden a no alterar la relación de amamantamiento permitiendo las relaciones paterno-filiales, pero limitándolas a horas durante el día. Los derechos de las relaciones paterno-filiales deben protegerse, pero los padres no deben pretender afectar la lactancia como forma de manipulación o castigo hacia las madres, ya que el daño lo sufre el niño. De igual manera, las madres no deben usar la lactancia como una restricción al derecho que tienen los padres y sus hijos e hijas de relacionarse. Todo niño tiene derecho a establecer un vínculo saludable tanto con su mamá como con su papá. El que alguna de las partes (por razones no válidas) quiera restringir este derecho, está afectando el desarrollo y bienestar de la niña o el niño.

Siempre que es posible, las cortes fomentan que los padres lleguen a un arreglo de forma voluntaria sobre los momentos que el niño o la niña compartirá con cada uno de ellos. En el caso de que sea imposible que los padres lleguen a un acuerdo la corte tomará la decisión presumiendo que es en el mejor interés del niño o la niña. Al final del día, el sistema judicial debe promover el que haya una responsabilidad parental igualmente compartida, de acuerdo al arreglo de relaciones paterno-filiales más conveniente para todos. Esto no aplica si la corte se convence de que existe suficiente evidencia para creer que el padre o la madre tiene un comportamiento violento hacia el menor o practica la violencia familiar. Si se le presenta a la corte evidencia convincente de que las relaciones con alguno de los padres no es en el mejor interés del menor el Estado tiene el deber y el poder para restringir las relaciones paterno filiales hasta el grado de privar de la patria potestad a alguno de los padres o a ambos.

Las cortes consideran varios factores al momento de decidir sobre la custodia y la patria potestad de un menor. Entre ellos se encuentran:

- el beneficio del menor de tener una relación significativa tanto con la madre como con el padre;

- la necesidad de proteger al menor de daño físico o psicológico;

- la naturaleza de la relación del niño con su madre y su padre o con otras personas, como los abuelos;

- el deseo y la habilidad de cada uno de los padres de facilitar y fomentar una relación continua entre el menor y el otro padre (madre);

- y la capacidad de cada uno de los padres de proveer todas las necesidades del niño, incluyendo las necesidades emocionales e intelectuales.

Si la corte determina que es en el mejor interés del menor que el padre y la madre tengan la custodia compartida, la corte debe considerarla con el fin de que el menor pase igual tiempo con cada uno de sus padres. Si se le presenta a la corte evidencia de que el niño o la niña está amamantando la corte debe proteger esa relación de amamantamiento. Esto lo hace usualmente manteniendo al niño o a la niña con su madre la mayor parte del día y la noche y otorgando al padre visitas cortas de 2 a tres horas regularmente, preferiblemente diarias. Las estadías de noche no se ordenan frecuentemente antes de los 3 años en los niños o niñas que lactan ya que las alimentaciones nocturnas son todavía frecuentes, necesarias y emocionalmente reconfortantes para los niños y las niñas. En niños menores de 18 meses las estadías de noche lejos del pecho de su madre pueden afectar la producción de leche y la duración de la lactancia.

Sugerencias para los padres y las madres que están atravesando por una separación o divorcio.

- Las madres no deben impedir o dificultar el tiempo que el padre pasa con el niño a menos que interfiera con el mantenimiento y la relación del amamantamiento.

- Ninguno de los padres debe actuar de forma violenta con sus hijos e hijas o relacionarse con personas que tengan un historial de violencia.

- La mejor manera que el padre y la madre protegen la relación de lactancia es fomentando el vínculo con el padre sin afectar el vínculo con la madre y el amamantamiento.

- Se debe dejar fuera el coraje o rencor y trabajar para reconocer las necesidades del niño o la niña.

- El horario de visitas debe ser flexible, frecuente y que responda a las necesidades del niño o la niña.

* En la redacción de esta sección contamos con la colaboración de la Lcda. Melissa Pellicier, abogada y educadora en lactancia certificada; y del Dr. José J. Gorrín Peralta, obstetra-ginecólogo y especialista en medicina de la lactancia materna

48

Principios para la toma de decisiones correctas

Algunos profesionales de la salud temen informar a los padres sobre los riesgos asociados a la alimentación artificial alegando que no quieren causar sentimientos de culpa en los padres que no tengan éxito en la lactancia materna. La realidad es que en la enorme mayoría de las parejas que no logran establecer una lactancia exitosa, a pesar de haberlo deseado, su problema fue provocado por las barreras hospitalarias y de los profesionales de la salud que prevalecen en nuestro medio ambiente. En ese sentido, los profesionales de la salud son utilizados por las compañías que fabrican leche artificial. Estas utilizan la credibilidad y autoridad profesional para promover sus productos a la vez que contribuyen al desarrollo y mantenimiento de las barreras hospitalarias y a la información incorrecta que muchos profesionales les dan a sus pacientes.

Las compañías de leche artificial son expertas socavando la confianza de las mujeres en su habilidad para producir leche materna. Estas compañías utilizan especialistas en mercadeo social y publicidad para obtener provecho de todos los prejuicios sociales que existen en contra del amamantamiento para fomentar sus productos. No quieren que tengas éxito amamantando sino todo lo contrario ya que los miles de millones de dólares en ganancias que estas obtienen de las ventas de sus productos son su verdadera razón de ser. Una de las estrategias de mercadeo que más sabotea la lactancia es regalarte un paquete con fórmula de despedida al salir del hospital. Estas compañías saben que cuando tu bebé llore a las 3 de la madrugada, porque todos los recién nacidos lo hacen, tu dudarás de tu capacidad de producir leche y pensarás que tu bebé llora por hambre. Entonces, utilizarás la leche artificial que te regalaron en el hospital, empezando así a minar tu confianza y tu producción de leche. No debes, por lo tanto, aceptar durante tu embarazo y tu estadía en el hospital regalos de estás compañías pues esto es una forma de lograr que compres su producto.

De igual manera, toda organización, institución o profesional de la salud que te ofrezca información, charlas o material de compañías de leche artificial está en violación del Código Internacional de Comercialización de Sucedáneos de la Leche Materna. Este Código fue ratificado por los Estados Unidos en 1994 y pretende proteger a las madres de la propaganda que las compañías de leche artificial hacen para sabotear la lactancia materna. Cuídate de la información que te ofrezcan las organizaciones, instituciones o profesionales de la salud que violan este código ya que está viciada y muchas veces dirigida a terminar con el amamantamiento de tu bebé.

En realidad, cuando no se otorga la información correcta a los pacientes, se está reflejando el temor de no poder ofrecer ayuda efectiva para el inicio y establecimiento de la lactancia. Constantemente, se usa la culpa para lograr cambios de estilos de vida en las personas. Se les advierte sobre los riesgos y las consecuencias de no usar asientos protectores en los carros para los niños, los riesgos de correr bicicleta sin casco protector, los riesgos de la obesidad, de no hacer ejercicio, de fumar y beber alcohol durante el embarazo, para mencionar solamente algunos. Las decisiones tomadas a base de información completa y correcta no deben causar sentimientos de culpa. A la mayoría de las madres y padres lo que les molesta es que no se les ofrezca la información correcta para ellos tomar una decisión bien informada.

La alimentación al pecho pudiera parecerte una carga pesada, pero no hay duda de que es la mejor decisión para el bienestar de tu bebé. Así que cuando te hablen de alternativas para alimentar a tu bebé recuerda que tan sólo existen dos: el pecho derecho y el pecho izquierdo.

49

¿Dónde acudir en busca de ayuda o información?

S i quieres asesoría o necesitas ayuda sobre lactancia materna, existen en Puerto Rico varias organizaciones y personas que pueden brindártela. A continuación te ofrecemos información sobre algunas de ellas:

La Liga de la Leche de Puerto Rico

La Liga de la Leche de Puerto Rico es parte de La Liga de la Leche Internacional, una organización sin fines de lucro dedicada a proveer educación, información y apoyo a mujeres que deseen amamantar. Todas las mujeres embarazadas o lactantes pueden asistir a estas reuniones gratuitas y/o llamar a las líderes en busca de ayuda. Las líderes de la Liga son mamás con experiencia acreditadas por la Liga de la Leche Internacional para ayudar a otras madres en todos los aspectos del amamantamiento. Existen alrededor de 12 grupos de apoyo activos en Puerto Rico. Para información de líderes y de los grupos de apoyo debes llamar al 787-360-7749 o buscar en la Internet en las páginas www.laligadelalechepr.com o www.lalecheleague.org.

El Programa WIC

El Programa Especial de Alimentos Suplementarios para Mujeres, Infantes y Niños del gobierno de los Estados Unidos (conocido como programa WIC por sus siglas en inglés) provee información y orientación individual por especialistas licenciadas en Nutrición y Dietética. Ofrece información a madres lactantes y embarazadas sobre alimentación durante el embarazo, la importancia de la lactancia y guías para alimentar a los infantes y niños, entre otras. Provee alimentos especiales a mujeres lactantes a tiempo completo, además de asesoría y ayuda por profesionales de la salud especialistas en lactancia materna y por consejeras pares adiestradas y certificadas por el programa. Para información sobre las oficinas del Programa WIC más cercanas a tu residencia puedes a llamar al 787-766-2805.

Fundación Puertorriqueña para la Protección de la Maternidad y la Niñez – PROMANI

PROMANI tiene como misión contribuir al mejoramiento de la salud de la población de mujeres en edad reproductiva y de sus hijos(as) a través de la educación, la orientación y el apoderamiento de todos los miembros del núcleo familiar, así como a través de la investigación de los factores que inciden sobre la salud de las madres y los niños y la implantación de estrategias a esos fines.

Los principios rectores de la organización incluyen:

* Toda mujer y todo niño deben tener acceso a información correcta y apropiada sobre su salud sexual y reproductiva.

* Toda mujer embarazada tiene derecho a recibir atención prenatal que vaya dirigida a apoderarla, junto a su pareja, para la toma de decisiones informadas sobre las opciones disponibles relacionadas a su embarazo y parto basadas en sus creencias y valores individuales.

* Toda mujer debe tener el apoderamiento que le permita hacer valer su derecho a un parto natural, a ser la protagonista del mismo, y a rechazar las intervenciones médicas no apoyadas por evidencia científica, según cada caso.

* Toda mujer debe recibir la información y el apoyo correctos que le permitan lograr una lactancia materna exitosa, protegiendo así el derecho de todo niño a ser amamantado.

* Todo niño tiene derecho a una crianza óptima basada en el amor, el respeto a su persona y el cumplimiento cabal de sus necesidades de confianza, empatía y afecto.

* Todo hombre tiene el derecho a formar parte integral del núcleo familiar en los procesos de embarazo y parto de su compañera, y la crianza de sus hijos e hijas, de obtener información correcta, completa y apoderadora relativa al manejo óptimo del

embarazo, el parto, y la crianza de su hijo(a), y de tener la oportunidad de participar activamente en las decisiones que afectan la salud de estos(as).

* Toda mujer y todo niño(a) tiene derecho al acceso a información correcta sobre la nutrición ideal y las estrategias para lograrla, basada en evidencia científica y libre de presiones comerciales.

PROMANI ofrece grupos de apoyo para madres lactanes y sus familias y grupos de apoyo para mujeres que quieren evitarse una cesárea o han tenido una. Para información de las actividades de la Organización puedes buscar en la página de Internet www.promani.org, acceder a www.facebook.com/PROMANI.ORG, Twitter @promaniorg o escribir un correo electrónico a info@promani.org.

Coalición para la Lactancia Materna en Puerto Rico

Esta coalición sin fines de lucro reúne a organizaciones no-gubernamentales, gubernamentales, privadas y a miembros de la comunidad. Está dedicada a educar y orientar a la mujer y a su familia sobre la práctica de la lactancia materna como la alternativa por excelencia en la nutrición del bebé y el infante. La organización se fundó en el 1995 y entre sus actividades primordiales está la organización de las actividades de la Semana Mundial de la Lactancia materna en Puerto Rico. Puedes escribir a info@coalicionlactancia.org o llamar al 787-220-6969.
www.coalicionlactancia.org ; www.facebook.com/COLACT ; @COOPMUJER

Coalición de Lactancia del Área Oeste

Es una red de individuos y organizaciones que comparten la misma misión de proteger, promover y apoyar la lactancia materna en el área oeste de nuestra isla, Puerto Rico. La Coalición se basa en la Declaración de Innocenti, Los Diez Enlaces Para Cuidar el Futuro y La Estrategia Mundial para la Alimentación del Lactante y el Niño Pequeño.

www.geocities.com/coalicionlactancia/

Proyecto para la Promoción de la Lactancia Humana y el Amamantamiento

El Proyecto para la Promoción de la Lactancia Humana y el Amamantamiento es un esfuerzo de la facultad del Programa de Salud de la Madre y el Niño de la Escuela Graduada de Salud Pública del Recinto de Ciencias Médicas de la Universidad de Puerto Rico. El proyecto tiene como misión el apoderamiento de la mujer puertorriqueña para que pueda amamantar a sus hijos. Ofrece educación y apoyo a las madres puertorriqueñas y sus familias sobre lactancia humana y amamantamiento a través de charlas y grupos de apoyo. Adiestra además a los profesionales de la salud en manejo de lactancia, provee asistencia técnica a los hospitales sobre la Iniciativa Hospital Amigo del Niño y brinda asistencia técnica a organizaciones gubernamentales y no gubernamentales sobre aspectos relevantes a la lactancia humana y el amamantamiento. El proyecto fomenta la investigación científica sobre el tema y celebra un Foro de Investigación para la presentación y divulgación de trabajos en el área de la lactancia humana y el amamantamiento.

Todos los meses este programa auspicia grupos de apoyo dirigidos por profesionales médicos expertos en el tema de lactancia humana y amamantamiento que ofrecen información y ayuda sobre el tema desde el embarazo. En ellos, podrás contar con la experiencia, consejo y ayuda de otras madres que están amamantando. Mensualmente, te van ayudando a superar las dificultades que se presentan y contestan todas las preguntas que tú, tu esposo o familiares tengan.

En 1999, se comenzó a ofrecer un certificado de Educador en Lactancia (CLE) a través del curso de Capacitación en Educador en Lactancia Materna. Además, se ofrece el Certificado Profesional en Manejo de Lactancia Materna (CLMA) posgrado. Este último está dirigido a médicos, enfermeras(os) y nutricionistas y otros profesionales especializados en algún aspecto del cuidado perinatal, que provean atención a las madres o a los infantes regularmente. Para información sobre las actividades del Proyecto puedes escribir a:

Proyecto para la Promoción de la Lactancia Materna Programa de Salud de la Madre y el Niño, EGSP, RCM, Apdo. 365067, San Juan, PR 00936-5067

También puedes llamar al 787-759-6546 ó 787-758-2525 Ext. 1445 ó 1446. Su página de Internet es: www.rcm.upr.edu/mch.

Educador en Lactancia Certificado (CLE)

El educador en Lactancia Materna Certificado (CLE por sus siglas en inglés) ha tomado un curso de adiestramiento en una institución de educación acreditada que lo certifica como tal. Está cualificado para ofrecer clases de lactancia, ofrecer adiestramiento básico sobre lactancia a otros profesionales y ayudar en la identificación de problemas que deban ser referidos al médico o a un profesional de la salud experto en lactancia. Un educador en lactancia educa sobre el tema, ayuda a resolver problemas básicos de lactancia, pero no hace manejo clínico. Los educadores en lactancia que trabajan bajo la supervisión directa de un médico, especialmente aquellos que trabajan como enfermeras, dietistas o educadores en salud, deben funcionar bajo los protocolos de sus instituciones y estas deciden y supervisan el alcance de su práctica.

Muchos hospitales del país tienen entre su personal profesionales de la salud que son Educadores en Lactancia Certificados. Para información sobre dónde conseguir un CLE en Puerto Rico puedes llamar al Proyecto para la Promoción de la Lactancia Humana y el Amamantamiento del Programa de Salud de la Madre y el Niño en el Recinto de Ciencias Médicas al 787-759-6546 y al 787-758-2525 Exts.1445-1446.

Consultor en Lactancia Certificado

Las personas que están certificadas por la Junta Internacional Examinadora de Consultores en Lactancia, pueden usar después del nombre las siglas en inglés

IBCLC. Esto es una credencial que demuestra el conocimiento mínimo que se debe tener en el campo de la lactancia humana y el amamantamiento. Es importante que sepas que para ser un consultor en lactancia certificado ("IBCLC") no hay que ser un profesional de la salud. De hecho, el aprobar esta certificación no convierte a la persona en acreedor del título de profesional de la salud en nuestro país. Los profesionales de la salud en Puerto Rico tienen que poseer un grado académico en su campo y obtener mediante reválida una licencia para ejercer que está regulada por ley. Ninguna persona que no esté bajo estas regulaciones en Puerto Rico debe llamarse profesional de la salud. La mayoría de los profesionales de la salud, por el momento, no están adiestrados en manejo de lactancia. Es por ello que te recomendamos que cuando busques ayuda especializada en lactancia lo hagas con un profesional de la salud que además sea un Educador en Lactancia Certificado (CLE), un Consultor de Lactancia Certificado (IBCLC), o que tenga estudios postgrado especializados en lactancia (tales como el Certificado Profesional en Manejo de Lactancia Materna) o sea un médico especializado en Medicina de la Lactancia Materna (FABM).

Médico Especializado en Medicina de la Lactancia Materna

En el 1994 se creó una organización internacional de médicos dedicados a promover, proteger y apoyar el amamantamiento y la lactancia humana, la Academia de

Medicina de la Lactancia Materna o en inglés "The Academy of Breasfeeding Medicine" (ABM). Esta organización surge de la necesidad de educar médicos en el manejo de lactancia ya que en muchas ocasiones estos actúan como barreras que evitan el amamantamiento exitoso. ABM tiene alrededor de 500 miembros de múltiples especialidades de la medicina en más de 50 países del mundo. La organización tiene una convención anual y tiene representación en diferentes foros nacionales e internacionales. La Academia ofrece cursos de adiestramiento para médicos, tiene un boletín informativo y desarrolla declaraciones oficiales de política pública sobre el manejo médico de la lactancia humana y el amamantamiento.

En noviembre de 2002, la Academia otorgó sus primeros nombramientos de "Fellow", para reconocer a médicos con adiestramiento adicional, experiencia y conocimiento en el campo clínico del manejo del amamantamiento y la lactancia humana. El médico reconocido es designado con el término "Fellow of the Academy of Breastfeeding Medicine" y puede utilizar las letras FABM como credencial que acompañe su nombre.

Esta nueva especialidad médica se crea ante la necesidad de fomentar el desarrollo de médicos especializados en el manejo clínico de la lactancia humana que pudieran ofrecer servicios clínicos y adiestramiento a otros profesionales. Para más información:
www.bfmed.org.

Páginas en la Internet

A continuación te ofrecemos algunas páginas en la Internet a través de las cuales puedes encontrar información muy valiosa sobre el embarazo, el parto, la lactancia y la crianza,

Dra.Parrilla.com

www.draparrilla.com
La Dra. Parrilla es una médica especialista en medicina de la lactancia materna, esta página contiene información valiosa tanto para las madres y los padres como para los profesionales de la salud. Contiene un boletín informativo y vídeos sobre colocación y enlace del bebé al pecho. También tiene un blog en donde discute con sus lectores temas del embarazo, el parto, la lactancia y la crianza de apego; la dirección del blog es: http://draparrilla.blogspot.com/. De igual forma puedes acceder a sus páginas en las redes sociales: www.facebook.com/draparrilla y en Twitter @draparrilla

Academy of Breastfeeding Medicine

www.bfmed.org
La Academia de Medicina de la Lactancia Materna es una organización de médicos dedicada a la promoción, protección y apoyo del amamantamiento y la lactación humana. Su misión es unir a miembro de varias especialidades médica con este propósito común, Cuenta con más de 500 miembros de 50 países del mundo. La Academia es la única organización internacional de médicos que adopta y cumple con el Código Internacional de Comercialización de

Sucedáneos de la Leche Materna de la Organización Mundial de la Salud. Publica en inglés una revista científica revisada por pares, Breastfeeding Medicine, que se enfoca en todos los aspectos pertinentes a la lactancia y trata un espectro amplio de investigación y aplicaciones clínicas que impactan el cuidado óptimo de la madre y su bebé. También ha desarrollado 25 protocolos clínicos y muchos otros están en proceso de desarrollo. Cuenta con un blog y amplia participación en las redes sociales.
http://bfmed.wordpress.com

Attachment Parenting International

www.attachmentparenting.org
Attachment Parenting International (API) es una organización sin fines de lucro que realiza redes con padres, profesionales y organizaciones afines alrededor del mundo. Además, provee asistencia en la formación de grupos de apoyo de Crianza de Apego. Provee material educativo, información científica, consultas y referidos a servicios que promueva los conceptos de la crianza de apego.

Breastfeeding.com

www.nursingmother.com
Encuentra información sobre lactancia materna, nutrición del infante, consejos sobre cómo resolver problemas de la lactancia y foros de la comunidad.

Childbirth Connection

www.childbirthconnection.org

Childbirth Connection es una organización sin fines de lucro que desde 1918 está trabajando para mejorar el cuidado de la maternidad para las madres, los bebés y las familias. Promueve un cuidado seguro, efectivo y satisfactorio de la maternidad basados en la evidencia, lo que implica el uso de la mejor investigación científica acerca de la seguridad y efectividad de pruebas, tratamientos e intervenciones específicas para que la madre tome sus decisiones de manera informada.

CIMS

www.motherfriendly.org

La Coalición para Mejorar los Servicios de la Maternidad (CIMS) es un esfuerzo colaborativo de numerosos individuos y más de 50 organizaciones que representan a más de 90,000 miembros. La misión del CIMS es "...promover un modelo de bienestar en los cuidados para la maternidad que mejore los resultados del parto y reduzca significativamente los costos. Este modelo amigable para la madre, el bebé y la familia está fundamentado en la evidencia y se enfoca en la prevención y el bienestar como alternativas a los costosos programas de protección, diagnóstico y tratamiento."

Dr. Jack Newman.com

www.drjacknewman.com

El Dr. Jack Newman es un pediatra canadiense con una vasta experiencia en el manejo clínico de la lactancia materna. Su sitio en la Internet contiene mucha información valiosa tanto para las madres y los padres como para los profesionales de la salud. Contiene numerosos vídeos y artículos relacionados con la lactancia.

ICAN

www.ican-online.org
La Red Internacional de Concienciación sobre la Cesárea, Inc. (ICAN) es una organización sin fines de lucro fundada en 1982. Su misión es mejorar la salud materno-infantil previniendo las cesáreas innecesarias a través de la educación, proveyendo apoyo para la recuperación después de una cesárea y promoviendo el parto vaginal después de una cesárea (VBAC, por sus siglas en inglés). En Puerto Rico ICAN ofrece grupos de apoyo para mujeres que han tenido una cesárea o desean intentar un parto vaginal después de una cesárea. Para información de cuando y donde son estos grupos visite www.facebook.com/ICANPR.

LactMed – Base de datos sobre lactación y drogas

http://toxnet.nlm.nih.gov/cgi-bin/sis/htmlgen?LACT
Auspiciada por los Institutos Nacionales de Salud de los EE.UU. (NIH), esta es una base de datos revisada por pares que usa referencias científicas sobre las drogas a las cuales las madres lactantes pueden estar expuestas. Entre los datos que se presentan están los niveles de la droga para la madre y el infante, posibles efectos secundarios para el infante lactado y para la lactancia, y las drogas alternas que se pueden considerar.

La Liga de la Leche Internacional

www.lalecheleague.org

La Liga de la Leche (LLL), es una organización internacional, sin fines de lucro. Esta organización se dedica a promover el cuidado adecuado del niño por medio de la práctica de la lactancia materna, ofreciendo apoyo, información y educación acerca de la lactancia. La Liga de la Leche promueve una filosofía de crianza que valora la maternidad, y la importancia de la lactancia para la salud física y emocional de la familia.

Programa de Salud de la Madre y el Niño

rcm.upr.edu/mch

Esta es la página informativa del Programa de Salud de la Madre y el Niño de la Escuela Graduada de Salud Pública que alberga el Proyecto para la Promoción de la Lactancia Humana y el Amamantamiento.

Organización Internacional para el Parto MadreBebé

www.imbci.org

La Organización Internacional para el parto MadreBebé es una organización no gubernamental sin fines de lucro creada para desarrollar, regularmente actualizar y promocionar la Iniciativa Internacional para el Parto MadreBebé (IMBCI, por sus siglas en inglés) alrededor del mundo. El propósito instrumental de la IMBCI es crear concienciación global sobre la práctica del modelo de cuidado MadreBebé, el cual está centrado en la mujer, con un enfoque que promueve la salud y el bienestar de todas las mujeres y sus bebés durante el embarazo, el parto y la lactancia. Pretende establecer el estándar de oro para unos resultados superiores y de excelencia en el cuidado de la maternidad.

La IMBCI reconoce que los derechos de las mujeres son derechos humanos y que la mujer tiene el derecho a tomar decisiones informadas y a recibir un cuidado para ellas y sus bebés, basado en evidencia científica. También reconoce los efectos de las prácticas del parto en la autoconfianza de la madre y en la lactancia; y la importancia de los cuidados continuos y con sensibilidad cultural. Estos principios básicos, junto con los 10 pasos de la IMBCI, tienen la habilidad de transformar las prácticas del parto y de la lactancia alrededor del mundo.

Red Internacional de Grupos Pro Alimentación Infantil (IBFAN)

www.ibfan.org
IBFAN consiste en grupos de interés público que trabajan alrededor del mundo para reducir la morbimortalidad infanto-juvenil.

RED IBFAN América Latina y el Caribe (ALC)

www.ibfan-alc.org
IBFAN es una red mundial de acción de grupos populares que trabajan para mejorar la salud infantil mediante la promoción y la protección de la lactancia materna, así como la eliminación de las prácticas

irresponsables de comercialización de alimentos infantiles, biberones y tetinas.

Red MadreBebé de Puerto Rico

www.facebook.com/RedMadreBebePR
La Red MadreBebé de Puerto Rico está compuesta por organizaciones que trabajan en la academia, en la comunidad y en el servicio. Aspiran a crear unos lazos estructurales y operacionales entre las organizaciones Madre-Bebé y la comunidad global para promover el establecimiento de la Iniciativa Internacional para el Parto MadreBebé en Puerto Rico. Como profesionales de la salud proactivos con metas comunes y destrezas diversas en servicio aspiramos a mejorar las estadísticas de salud materna y del infante y la calidad de vida en el país.

United States Breastfeeding Committee (USBC)

www.usbreastfeeding.org
El Comité de Lactancia de los EE.UU. es un esfuerzo colaborativo de organizaciones. La misión del comité es proteger, promover y apoyar la lactancia materna en los EE.UU. El USBC existe para asegurar un lugar legítimo de la lactancia materna en la sociedad.

VBAC.COM

vbac.com
Una fuente basada en la evidencia científica centrada en la mujer. Este sitio provee a la mujer embarazada y a los profesionales que proveen cuidado a la maternidad acceso a información basada en la investigación,

recursos, educación y apoyo para el parto vaginal después de una cesárea (VBAC).

World Alliance for Breastfeeding Action

waba.org.my
WABA es una red global de organizaciones e individuos que creen que la lactancia materna es un derecho de todos los niños y sus madres y se dedica a proteger, promover y apoyar este derecho.

50

Preguntas más frecuentes

A continuación, contestamos algunas de las preguntas que nos hacen las madres lactantes con más frecuencia. Te indicaremos, además, en qué parte de este libro encontrarás más información sobre algunos de estos temas.

¿Puedo ponerme a dieta si estoy amamantando?

Sí. Después de que se haya establecido tu producción de leche, alrededor de la 6ta. semana posparto, puedes hacer una dieta variada y ejercicios. Esto, junto con el gasto calórico de la producción de leche, podría llevarte a perder hasta 1 libra por semana. No se recomienda que pierdas más de este peso semanal. Consulta siempre con una especialista en nutrición y dietética que conozca del manejo de mujeres que estén amamantando. Encontrarás más información en la sección "¿Qué comer cuando amamantas?".

¿Cuántas veces debo alimentar a mi bebé?

Los bebés deben ser amamantados cada vez que lo pidan, sin restricción de horarios. Siempre y cuando estén succionando bien al pecho esto podría ser unas 8 a 12 veces al día durante las primeras semanas. Encontrarás más información en la sección "¿Cómo saber que tu bebé está tomando suficiente leche?".

¿Es verdad que puedo engreír a mi bebé si lo cojo mucho?

Los bebés recién nacidos y los infantes nacieron para ser cargados todo el tiempo. Son muy inmaduros e indefensos y necesitan atención constante. No existe ninguna evidencia científica que sostenga el planteamiento de que los niños se engríen si se cargan mucho. Por el contrario, toda la evidencia apunta a que son niños más independientes y seguros cuando son grandes. La crianza a través del amamantamiento está basada en el amor, la dedicación y la protección de los bebés. Para más información, ve a las secciones "La crianza de apego y el pecho materno" y "¡Mi bebé es un llorón!".

¿Cuándo mi bebé dormirá toda la noche?

Es importante que sepas que los bebés no nacieron para dormir toda la noche. De hecho, el periodo de mayor actividad de un bebé es aproximadamente de 5 pm a 3 am. Sobre todo, durante las primeras semanas, el bebé se está acostumbrando a su medio ambiente, durante 9 meses estuvo guardado y protegido dentro de ti. Le eran familiares el latido de tu corazón y tu voz, por lo que desea frecuentemente asegurarse de que mamá está cerca de él. Esperar que un bebé duerma toda la noche es algo irreal. Ellos necesitan comer frecuentemente, y tienen otras necesidades además. El ofrecerle un biberón con fórmula y cereal tampoco hará que duerma más y puede causar intolerancia a la leche artificial, entre otras cosas. Debes ajustar tu rutina diaria para satisfacer las necesidades de él. Dormir siestas por el día y lactarlo en tu cama y no en un sillón te facilitará el descanso. No debes temer aplastarlo, aunque recientemente se realizaron advertencias sobre esto, las mismas no se basaron en análisis estadísticos confiables. La literatura científica aconseja que puedes tomar una siesta con tu bebé siempre y cuando lo hagas en un colchón duro, no arropes al bebé con edredones, no lo coloques sobre almohadas y no hayas tomado alcohol o alguna droga que te cause soñolencia. Recuerda que cada bebé es diferente e irá estableciendo su patrón de sueño individualmente y poco a poco. Encontrarás más información en la sección "¿Cómo sobrellevar los primeros días?" y "Colecho".

¿Cómo sé que mi bebé toma suficiente leche?

Hay unas guías para saber si tu bebé está tomando suficiente leche ya que no puedes medir las onzas que este se toma. Estas guías se encuentran en la sección "¿Cómo saber que tu bebé está tomando suficiente leche?".

¿Cuánta leche tengo que dejarle a mi bebé para el cuido?

Cada bebé tiene unas necesidades diferentes, pero te ofrecemos información en la sección "¿Que cantidad de leche tienes que dejarle a tu bebé en el cuido?".

¿Puedo tomar alcohol mientras lacto?

El consumo total de alcohol, aunque no está totalmente prohibido, debe ser mínimo y ocasional. Puedes consumir una copa de vino o una cerveza ocasionalmente, preferiblemente después de haber amamantado al bebé. Encontrarás más información en la sección "¿Qué comer cuando amamantas?".

¿Qué alimentos tengo que dejar de comer?

Realmente no tienes que dejar de comer ningún alimento en particular a menos que puedas asociar el consumo de este con algún síntoma particular en tu bebé. Busca en la sección "¿Qué comer cuando amamantas?" para más información.

¿Es cierto que la horchata de ajonjolí aumenta la producción de leche?

No existe ningún estudio científico que pruebe que la ingesta de esta u otros alimentos (avena, fenugreek, levadura de cerveza) aumenta la producción de leche. La producción de leche se aumenta y se mantiene con una succión frecuente y efectiva del bebé al pecho y/o con un extractor de leche materna. Si quieres tomar la horchata de ajonjolí puedes hacerlo siempre y cuando entiendas que ingerir esta sin vaciar el pecho frecuentemente no hace absolutamente nada por tu producción de leche.

¿Cómo me defiendo de la gente que constantemente me pregunta hasta cuándo voy a darle el pecho a mi bebé de 9 meses?

El amamantamiento prolongado de un bebé no es bien visto en una cultura como esta que es hostil a la lactancia. Mucha gente se cree con el derecho de opinar sobre cómo debes criar a tu hijo. Realmente, esto es una decisión tuya y de tu esposo. Para afrontar las críticas puedes usar el humor contestando algo como: "voy a darle el pecho hasta que llegue a la universidad", hacerte la indiferente a las criticas o contestar que esto es solamente una decisión tuya que no le debe preocupar a más nadie. Puedes invitar a tus familiares y amigos para que te acompañen a un grupo de apoyo para madres lactantes. Ver otras madres lactando y ofreciendo el testimonio de cómo estos comentarios molestan a la madre lactante podría hacerlos cambiar de actitud.

¿Debo suspender la lactancia si estoy tomando algún medicamento?

La gran mayoría de las veces es innecesario que suspendas el amamantamiento porque estás tomando un medicamento. Debes llamar a alguna organización que promueva la lactancia o a un médico o farmacéutico que sepa de manejo de medicamentos durante la lactancia. Encontrarás más información en la sección "Medicamentos durante el amamantamiento" y en la sección "¿Dónde acudir en busca de ayuda o información?".

¿Debo dejar de lactar cuando estoy enferma?

No es necesario dejar de lactar a un bebé a menos que tengas el virus de inmunodeficiencia humana (VIH), tuberculosis activa o brucelosis sin tratamiento, mamás que son positivas para el virus linfotrópico humano tipos I ó II o alguna condición en estado crítico que físicamente te impida extraerte la leche. Busca en la sección "Enfermedad Materna" para más información.

¿Puedo pintarme el pelo?

¡Seguro! No existe ninguna razón para que no te puedas pintar el pelo durante la lactancia a menos que seas alérgica al tinte y esto es por tu bienestar y no porque se afecte la leche.

¿Puedo continuar lactando si estoy embarazada?

Muchas madres pueden continuar lactando a un bebé durante un próximo embarazo y aún después de este, a ambos niños. Existen unas recomendaciones y contraindicaciones que puedes buscar en las secciones "Lactancia durante un próximo embarazo y después" y "Destete".

¿Qué hago si me duelen los pezones?

Los pezones no te deben doler nunca. Si te duelen debes buscar ayuda ya que puede deberse a mala posición del bebé en el pecho. Está es la causa más común en las primeras semanas. Si el dolor comienza luego de que tu bebé es más grande, puede ser una infección bacteriana o por hongo. En ese caso necesitas tratamiento médico.

¿Cómo puedo destetar a mi bebé?

El destete debe ser gradual y que tome en consideración tus necesidades y las de tu hijo. No es recomendable un destete brusco, ni que sea antes del año de edad. Te ofrecemos algunas recomendaciones en la sección "Destete".

¿Cuándo una mamá no debe lactar a su hijo?

Las contraindicaciones para lactar son: madres que tengan el virus de inmunodeficiencia humana (VIH), tuberculosis activa o brucelosis sin tratamiento, mamás que son positivas para el virus linfotrópico humano tipos I ó II, algunas madres con enfermedad mental severa e infantes que tengan galactosemia u otras deficiencias metabólicas. Antes de tomar la decisión de no amamantar busca ayuda y orientación correcta.

¿Puedo quedar embarazada mientras estoy lactando?

Sí. Aunque la lactancia puede ser un buen método anti-conceptivo, si tu bebé tiene más de seis meses, no está lactando exclusivamente o te ha vuelto el periodo mens-trual, debes usar otro método. Existen varias posibi-lidades que discutimos en la sección "La lactancia y los métodos anticonceptivos".

¿Por cuánto tiempo tengo que amamantar a mi bebé?

Los bebés deben ser alimentados solamente con leche materna durante los primeros seis meses de vida. A partir de los seis meses, debes comenzar la introducción de otros alimentos aunque es importante que le des tu leche hasta, por lo menos, el primer año de vida.

¿Puedo amamantar si tuve una cirugía de los pechos?

Todo depende del tipo de cirugía que hayas tenido. Si en la cirugía no afectaron el sistema de ductos que conducen la leche hacia el pezón, probablemente no tengas problemas. En las cirugías de biopsias, quistes, agrandamiento o elevación del pecho (mastopexia) usualmente los cirujanos tienen mucho cuidado de no afectar tu capacidad de producir leche. Ahora bien, en las cirugías donde se achica el tamaño de los pechos, si se remueve el pezón y/o se saca tejido mamario puede afectarse la producción de leche. En este caso, puedes continuar amamantado si utilizas un sistema de suplementación al pecho que te permita amamantar a tu bebé mientras lo suplementas con leche donada o leche artificial. Si no estás segura de cómo fue tu cirugía, visita al cirujano que te hizo la operación para que te dé detalles de la misma. Siempre informa a tu pediatra de que tuviste una operación del pecho para que él vigile que tu producción de leche sea adecuada para el bebé.

¿Puedo amamantar si tengo implantes de silicón en el pecho?

Sí. No se ha observado ningún efecto secundario en bebés que amamantan de madres que tienen implantes de silicón que están intactos. La Academia Americana de Pediatría recomienda el amamantamiento en estas situaciones.

¿Puedo amamantar si mi bebé es adoptado?

Si planeas adoptar a un bebé recién nacido, sería maravilloso que lo amamantaras. Las madres que adoptan pueden amamantar a sus hijos con la ayuda de un sistema de suplementación al pecho que te permite amamantar a tu bebé mientras lo suplementas con leche donada o leche artificial. El amamantamiento te permitirá desarrollar un apego especial con el bebé además de ofrecerle a él todos los beneficios psicosociales y neuromotores de la lactancia. Mientras más pequeño sea el bebé más fácil será que coja el pecho. Es vital que te eduques sobre el tema. Existen libros sobre lactancia y adopción. Además, es importante la orientación profesional de un especialista en el campo.

¿Debo darle un chupete a mi bebé?

No se recomienda el uso del chupete en las primeras semanas pues podría disminuir el estímulo de succión al pecho reduciendo la producción de leche. El uso del chupete además se asocia a un destete temprano. En las sociedades donde se practica el amamantamiento natural sin restricciones de hasta cuándo el infante puede coger el pecho, no se conoce el uso del chupete.

¿Cómo sé que mi bebé tiene diarrea?

Más de 12 evacuaciones líquidas y mal olientes en un bebé que no se ve bien o que tenga fiebre, podría ser diarrea, por lo que debes consultar con el pediatra. Ahora bien, los bebés lactados pueden hacer hasta 12 evacuaciones blandas, aguadas, grumosas y esto no se considera diarrea, sino un patrón normal siempre y cuando todo lo demás esté bien.

Mi bebé es lactado y hace tres días que no tiene evacuaciones, ¿tiene estreñimiento?

Después de la tercera a cuarta semana, algunos bebés tienen evacuaciones cada 3 a 4 días y se han reportado periodos más prolongados de tiempo. Si las evacuaciones son blandas y abundantes esto no es estreñimiento, sino el patrón que está haciendo tu hijo. Si tu bebé tiene menos de tres semanas y/o no está ganando peso adecuadamente debes consultar a tu pediatra pues menos de tres evacuaciones en este caso podría ser indicativo de que no está tomando suficiente leche. Puedes buscar más información en la sección "¿Poca producción de leche materna?".

¿Cuándo necesito una máquina de extracción de leche?

Solo en algunas situaciones se recomienda el uso de un extractor de leche materna. En la sección "¿Cuándo usar una máquina de extracción de leche materna?" las discutimos.

¿Puedo volver a amamantar a mi bebé una vez he suspendido la lactancia?

Sí. Esto se conoce como relactancia y es más fácil si ha pasado poco tiempo desde la última vez que lo lactaste. Tienes que tener paciencia y aceptar el hecho de que quizás te tome un tiempo alimentar al bebé con tu leche exclusivamente. Si el bebé se pega todavía al pecho, es más fácil ya que con un sistema de suplementación al pecho puedes darle leche donada o leche artificial en lo que aumenta tu producción de leche. Si el bebé rechaza el pecho, podría ser más difícil ya que tienes que readiestrarlo para que lo coja de nuevo. En este caso, debes estimularte los pechos cada dos a tres horas con un extractor de leche. El proceso de relactancia debe estar supervisado por el pediatra del infante y por un profesional de la salud especialista en manejo de lactancia materna. Este último evaluará la succión de tu bebé, cómo se pega al pecho y tu producción de leche, además realizará junto al pediatra un plan de relactancia.

¿Qué es una mastitis?

Una mastitis es una inflamación del tejido de la mama. Puede estar acompañada de una infección de la piel o meramente ser una inflamación del tejido donde se produce la leche, sin tener infección. Cuando tienes mastitis te da fiebre, escalofríos y un malestar general parecido a cuando te da "flu"(monga). El tratamiento casi siempre conlleva antibióticos y es importante que continúes amamantando para mantener el pecho bien vacío. NO ES CIERTO que tengas que dejar de lactar. Por el contrario, debes amamantar a tu bebé frecuentemente, tomar los antibióticos que te receten, acetaminofén para la fiebre y el malestar y tener mucho descanso en cama. Puedes buscar más información en *Infecciones en los Pechos*.

¿Puedo amamantar si me hacen una cesárea?

Definitivamente, no solamente puedes amamantar, sino que debes hacerlo para que te recuperes más rápidamente. Sigue las recomendaciones que te ofrecemos en la sección "Amamantamiento después de una cesárea".

Mi bebé lleva un día pegado todo tiempo al pecho ¿se me acabó la leche?

No se te acabó la leche. Lo que probablemente esté ocurriendo es que tu bebé está pasando por un periodo de crecimiento rápido. Estos son periodos que duran de 24 a 48 horas en los que el bebé necesita tomar más leche y lo logra tomando más frecuentemente, aumentando también tu producción. Ocurre generalmente de los 10 a 14 días, a las 3 semanas, 6 semanas y a los 3 meses. Como cada bebé es diferente, estos periodos pueden ocurrir en cualquier momento. Si no cambia la situación en tres o cuatro días, consulta con tu pediatra.

¿Cómo puedo dar el pecho en público?

Si te preocupa amamantar en público, debes saber que puedes hacerlo discretamente. Utiliza ropa de dos piezas que permita levantar tu camisa. Desabrocha tu sostén si es uno de lactancia o baja la copa en uno regular, esto lo puedes hacer mientras continúas hablando y mirando a la persona que tienes al frente. Coloca al bebé debajo de tu camisa, esta cae sobre tu seno cubriéndolo. Luego de que coloques al bebé continúa lo que estabas haciendo, te aseguro que la mayoría de las personas ni tan siquiera notarán que estás amamantando. Puedes usar también una sabanita, un paño de tela o un rebozo para cubrirte.

¿Puedo darle el pecho a mi bebé si es prematuro?

¡Definitivamente! Darle leche materna a tu bebé prematuro es necesario e importante para su buen desarrollo. Tu leche lo protegerá de enfermedades, además de que lo ayudará a madurar su sistema nervioso y digestivo. Si tu bebé está en una unidad de cuidado intensivo neonatal y no puedes pegarlo todavía al pecho, debes seguir las recomendaciones que te ofrecemos en las secciones "La producción de leche cuando el bebé no se pega al pecho" y "Guías para extraer y almacenar leche para bebés hospitalizados y/o prematuros". Lleva tu leche al hospital para que lo alimenten con ella y procura pegarlo al pecho tan pronto como sea posible. Trata de que durante el periodo que no puedas estar con el bebé le den la leche con un vasito o cualquier otro método que no sea la mamadera.

¿Qué puedo hacer si mi bebé tiene cólicos?

Debes tener mucha PACIENCIA y puedes seguir algunas de las recomendaciones que te ofrecemos en la sección "¿Cómo saber si mi bebé tiene cólicos?".

Mi bebé tiene reflujo gastroesofágico y llora mucho, ¿qué puedo hacer?

Los bebés con reflujo pueden ser un reto para cualquier mamá. El reflujo gastroesofágico ocurre cuando los ácidos del estómago suben hacia el esófago y causan dolor al bebé. Todos los bebés recién nacidos tienen un poco de reflujo, pero hay algunos en que los síntomas son más severos. Estos bebés tienen muchos episodios de llanto, vómitos o buches, irritabilidad después de alimentarse, se retuercen o arquean como si tuvieran dolor, catarros frecuentes y algunos presentan episodios de pulmonía. Muchas veces, durante estos episodios, están inconsolables y causa mucha frustración en los padres el no poder consolarlos.

Si estás amamantando a tu bebé, debes saber que los estudios señalan que el reflujo es menos en los bebés lactados, y, cuando se presenta, los síntomas son menos severos. De hecho, debes continuar amamantando porque esto ayudará a tu bebé. Contrario a lo que se recomienda cuando se alimenta a un bebé con fórmula, los bebés amamantados que tienen reflujo deben dejarse en el pecho todo el tiempo que quieran. La onda peristáltica que se produce cuando se está amamantando, aún de un pecho vacío, evita que ocurra el reflujo. No es necesario sacarte leche y mezclarla con cereal, de hecho, puede afectar tu lactancia. Esto se hace con los bebés alimentados con fórmula para espesar la leche pero no es necesario en los bebés lactados porque la leche materna se digiere bien rápido.

Carga mucho a tu bebé en posición vertical, sobre todo después de alimentarlo, eleva la cabecera de su

284

cunita unas pulgadas y si su pediatra le receta algún medicamento para aliviar los síntomas no vaciles en dárselo.

El reflujo es una condición que va desapareciendo durante los primeros seis meses de vida de tu bebé, ten paciencia. Descansa cuando tu bebé descansa y pide ayuda a tus familiares y amigos. Este periodo va a pasar y te sentirás muy feliz de haber podido ayudar a tu bebé a superarlo con tu amor y dedicación.

Me han dicho que tengo sobreproducción de leche ¿Es eso posible?

Tu bebé regula la producción de leche de tus pechos. En las primeras semanas en lo que se regula la oferta y la demanda puedes sentir que tus pechos están siempre llenos y gotereando leche. Esto es algo pasajero y va disminuyendo según el bebé es más efectivo mamando.

Hay sin embargo algunas veces que la madre se extrae leche en exceso o sin una razón aparente, se desarrolla lo que se conoce el Síndrome de Sobreproducción de Leche o Hiperlactación. En estos casos los pechos nunca se sienten confortables o vacíos, se siente un dolor "shooting", los pechos gotean leche constantemente entre las alimentaciones y hay áreas en los pechos duras, bultosas y dolorosas. También se observa que algunas de estas madres tienen un dolor intenso cuando ocurre el reflejo de bajada y que este es bien fuerte.

Por otro lado los bebés de madres que tienen una sobreproducción de leche mientras están mamando se ahogan, les chorrea leche de la boca, se les hace difícil estar pegados todo el tiempo en el pecho y se tratan de separar arqueándose, vomitan, y tienen gases en exceso. Las evacuaciones de estos bebés tienden a ser verdosas, espumosas y explosivas causando irritación en el área del pañal. Algunos también se presentan con una buena ganancia de pecho inicialmente pero luego tienen una ganancia de peso lenta o simplemente no ganan peso adecuadamente.

Estos síntomas se parecen a los de intolerancia a lactosa pero no lo es. La intolerancia a lactosa en un bebé lactado es algo altamente improbable. Lo que causa los síntomas antes descritos es el tomar grandes cantidades de leche que pasan rápidamente a través del sistema gastrointestinal, casando evacuaciones verdosas. Los gases son secundarios a la fermentación de la lactosa y al aire que traga el bebé mientras traga para no ahogarse con un flujo de leche rápido y abundante.

La sobreproducción de leche puede estar asociado a otras cosas tales como adenomas de la pituitaria, hipertiroidismo, tiroiditis posparto y problemas de succión en el infante por lo cual es importante que un clínico experto en lactancia te evalúe.

Para mejorar los síntomas puedes darle a tu bebé un pecho a la vez para que lo vacíe bien, colocarlo al bebé en la posición reclinada directamente mirando tu pecho y puedes ordeñarte manualmente hasta que pase el primer reflejo de bajada reduciendo el golpe de leche que le llega a la boca del bebé. Otras recomendaciones de tratamiento podrían ser necesarias.

¿Puedo tomar café?

Sí, pero no debes tomar más de dos servicios al día, porque podría irritar a tu bebé. Toma en consideración que algunas bebidas como las colas y el té también tienen cafeína.

¿Puedo fumar?

No deberías fumar si tienes un bebé, independientemente de que lo lactes o no. El humo que exhalas le causa mucho daño a la salud de él. Mientras logras dejar de fumar, hazlo siempre después de amamantar y bien LEJOS de él.

¿Qué es el alojamiento en conjunto?

El alojamiento en conjunto ocurre cuando tú y el bebé permanecen todo el tiempo juntos durante la estadía en el hospital después del parto. Esto debe ser las 24 horas del día. Esto hace que tengas una mejor producción de leche, facilita la alimentación a solicitud del bebé evitando que lo suplementen con glucosa o fórmula, y te permite además conocer mejor sus necesidades y descansar más. Los hospitales que tienen horarios restringidos o no te permiten que estén juntos TODO el tiempo NO tienen alojamiento en conjunto. Encuentras más información en la sección "Lactancia en el Hospital".

¿Debo darle agua a mi bebé?

No. Los bebés que se alimentan al pecho exclusivamente no necesitan agua ni aun cuando hace calor. Lo que hacen entonces es pegarse más frecuentemente al pecho.

¿Debo darle fórmula a mi bebé?

La gran mayoría de las veces no es necesaria. Si tu bebé está ganando peso adecuadamente a razón de 1 onza diaria durante los primeros meses, NO es necesario suplementar con fórmula. La suplementación puede afectar la producción de leche y tener efectos adversos en el amamantamiento. Antes de darle cualquier suplemento a tu bebé, es importante que la pareja lactante (madre-bebé) tenga una evaluación formal por un profesional de la salud experto en lactancia. Esta evaluación debe incluir una observación directa del bebé pegado al pecho materno. Si se determina que realmente tu bebé necesita ser suplementado, esta suplementación debe ser con leche tuya extraída o leche humana donada antes de considerar el uso de fórmula.

¿Puedo continuar amamantando a mi bebé si está amarillo?

Sí. Existen muy pocas contraindicaciones para dejar de lactar a un bebé amarillo. En la sección "Tu bebé está amarillo... ¿Puedes continuar amamantándolo?" encontrarás una explicación detallada de esta situación.

¿Si regreso a trabajar existe alguna ley en Puerto Rico que permita extraerme leche en el trabajo?

Sí. El 16 de diciembre de 2000, luego de un intenso cabildeo de parte de grupos que promueven la lactancia materna, se firmó la Ley 427. Esta se enmendó en el 2006 para otorgar a las madres obreras que trabajen a jornada completa una hora que puede dividirse en dos periodos de 30 minutos o tres de 20 minutos para extraerse leche o amamantar a su bebé si este está en un centro de cuido en el trabajo. Este tiempo es adicional a los periodos de descanso que el patrono ofrezca a todos los empleados. En el caso de empleadas de empresas que sean consideradas como pequeños negocios, las madres lactantes continuarán solamente teniendo media hora o dos periodos de 15 minutos. Esta Ley reconoce el derecho tanto en las madres que trabajan para la empresa privada como para el gobierno. El periodo de media hora o una hora aplica a madres con jornada completa de 7 1/2 horas. La licencia tiene una duración máxima de 12 meses a partir del regreso al trabajo de la madre. Es necesario presentar al patrono una certificación médica que señale que la madre se encuentra amamantando al 4to y 8vo mes de edad del bebé.

El patrono tendrá el derecho de exención contributiva equivalente a un mes de sueldo de la empleada acogida al derecho. El patrono que se niegue a garantizar este derecho recibirá una multa por los daños que sufra la empleada que podrá ser igual a tres veces el sueldo que devenga la empleada por cada día que se le negó el derecho.

¿Qué leyes en Puerto Rico protegen mi derecho a lactar a mi bebé?

Además de la Ley 427, existen en Puerto Rico otras leyes que protegen tu derecho a dar el pecho a tu bebé. Algunas de estas leyes son:

1. Ley Núm. 168 de 4 de mayo de 1949 fue enmendada en el 1999 (Ley 32 de 1999) para requerirles a los centros comerciales, centros gubernamentales, puertos y aeropuertos, establecer áreas diseñadas para la lactancia. En el 2004, se enmienda de nuevo (Ley 46 de 2004) a fin de establecer expresamente que las áreas accesibles diseñadas para la lactancia a que se refiere esta ley deberán garantizar a la madre lactante privacidad, seguridad e higiene, así como el que dichas áreas no podrán coincidir con el área o espacio físico destinado para los servicios sanitarios, comúnmente conocidos como baños. En el 2005, la Ley 168 fue nuevamente enmendada (Ley 17 de 2005) para disponer y reafirmar que toda madre tiene el derecho a lactar a su(s) hijo(s) en cualquier lugar de acceso público, independientemente de que en estos lugares existan o no áreas designadas para lactar.

2. La Ley 31 de 2002 excluye a las madres que estén lactando de servir como jurado.

3. La Ley 155 de 2002 ordena que se creen espacios para lactar o extraerse leche en todas las instrumentalidades públicas del gobierno que salvaguarden el derecho a la intimidad de toda lactante en las áreas de trabajo. Esta ley fue enmendada en el 2004 a fin de establecer expresamente que el área o espacio físico para lactancia a que se refiere dicha Ley no podrá coincidir con el área o espacio físico destinado para los servicios sanitarios, comúnmente conocidos como baños.

4. La Ley 79 de 2004 prohíbe que se suministre a los recién nacidos en los hospitales y centros de servicio de maternidad, sustitutos de la leche materna tales como fórmula, agua o glucosa en agua, a no ser que exista una indicación médica o un consentimiento escrito de los padres. Debes estar muy pendiente de que no te hagan firmar un consentimiento para dar sucedáneos a tu bebé antes de que este haya nacido. Esto va en contra de la ley y conlleva una multa al hospital o al profesional de la salud que lo haga. Recuerda que debe haber una razón médica para suplementarlo, no meramente una excusa.

5. La Ley 95 de abril de 2004 prohíbe el discrimen contra las madres que lactan en público, garantiza el derecho a la lactancia y establece que dar el pecho en público no es una violación de ley.

6. Ley Núm. 156 del 10 de agosto de 2006 – crear la "Ley de Acompañamiento durante el Trabajo de Parto, Nacimiento y Post-parto". Requiere, entre otras

cosas, que se le provean alternativas que protejan tanto a la madre como a su bebé en sus aspectos físicos, biológicos y sicológicos. Refuerza además, la política pública de la lactancia, reiterando la obligación de orientar a la madre y al padre sobre los beneficios del amamantamiento. También se garantiza el alojamiento conjunto de la madre y su recién nacido en la institución hospitalaria donde tuvo lugar el parto, y el respeto a la decisión de la mujer de proveer como único alimento para su bebé la leche materna.

En agosto de 2002, se firmó la Ley 165 que aumenta la licencia de maternidad con paga para todas las empleadas del gobierno de 8 semanas a 12. Esto permite que la madre pueda permanecer más tiempo con su recién nacido y establecer su producción de leche antes de regresar a su trabajo. Esta misma ley otorga una licencia de paternidad de 5 días laborables a todos los padres que trabajen con el Gobierno de Puerto Rico. Existen además otras leyes a nivel del gobierno federal de los EEUU que aplican a Puerto Rico. Estas son:

* Ley Federal de ausencia familiar médica de 1993- Requiere a los patronos proveer a sus empleados hasta 12 semanas de licencia sin paga en casos de enfermedad personal, enfermedad de parientes, cónyuge o hijos y en caso de parto. La ley, sin embargo, exime a las compañías de menos de 50 empleados y a los trabajadores que llevan trabajando menos de 1 año. No se necesita llenar ningún

formulario especial. El empleado simplemente informa al patrono de la necesidad de la licencia. Para prevenir posibles disputas se recomienda que se plantee la razón específica para tomar la licencia y, si es posible, acompañarla de una carta de un médico. Una razón muy válida para tomar esta licencia es para cuidar a un hijo después de su nacimiento. Las empleadas del gobierno federal, las empleadas del gobierno de Puerto Rico y las empleadas de la empresa privada pueden utilizar esta licencia luego de agotar sus respectivas licencias o vacaciones.

◆ Ley sobre la Lactancia en Edificios Federales y en Propiedad Federal - Esta legislación afirma el derecho a amamantar en propiedad federal o edificios federales. Public Law 108¡V199, Section 629, Division F, Title VI (Enero 23, 2004).

◆ Sección 7 de La ley de Normas Laborales Justas de 1938 requiere que todo patrono ofrezca a sus empleadas un tiempo razonable para extracción de leche cada vez que la empleada necesite extraerse leche por un periodo después de un año del nacimiento del niño. Establece además, que debe proveer un lugar que no sea un baño, que sea privado y no tenga acceso al público o a otros empleados. El patrono no está obligado a pagar el tiempo que la empleada use en extracción de leche. Estos requisitos no aplican a patronos con menos de 50 empleados. Los estados pueden tener leyes que ofrezcan protecciones mayores a sus empleados que las provistas en esta sección del Acta.

¿Cuáles son las razones médicas para suplementar a mi bebé?

Según las organizaciones de salud nacionales e internacionales existen muy pocas razones para que en el hospital o en las primeras semanas haya que recomendar que un bebé a término y sin complicaciones se le suplemente con leche artificial. Sin embargo, sí hay que reconocer que en situaciones muy especiales la suplementación pudiera estar indicada. Algunas de estas situaciones son:

* bebés con muy bajo peso al nacer o prematuros (<37 semanas), y bebés que pesan menos de 1500g o quienes nacieron antes de las 32 semanas;

* bebés con inmadurez severa con hipoglucemia severa que no mejoran con leche materna;

* bebés de madres con enfermedad mental severa o enfermedad severa;

* niños con deficiencias metabólicas: galactosemia, fenilcetonuria y enfermedad de la orina jarabe de arce;

* deshidratación severa;

* bebés con una pérdida de peso excesiva en las primeras semanas;

* madres que toman medicamentos contraindicados;

- madre VIH positivo (En Puerto Rico y en EE.UU., la recomendación del Centro de Control de Enfermedades [CDC, por sus siglas en inglés] es que las madres VIH+ no amamanten. Esta recomendación no es cónsona con la recomendación de la OMS para el resto del mundo.);

- madres con tuberculosis activa o brucelosis sin tratamiento;

- madres que son positivas para el virus linfotrópico humano tipos I ó II;

- madres con verdaderos problemas de producción de leche debido a anormalidades anatómicas o interrupción de la lactancia y que no tengan leche humana disponible.

La suplementación de estos bebés debe ser preferiblemente con leche materna extraída o leche materna donada; de esta no estar disponible entonces es que se debe considerar el uso de la leche artificial o fórmula. El método para dar la suplementación al bebé debe ser preferiblemente, el uso de un sistema de suplementación en el pecho materno.

¿A quién acudo si necesito orientación o ayuda?

En la sección "¿Dónde acudir en busca de ayuda o información?", te orientamos sobre diferentes entidades, organizaciones y profesionales que pueden ayudarte.

¿Dónde puedo comprar o alquilar una máquina de extracción de leche?

Existen lugares para alquilar o comprar equipo de extracción de leche materna alrededor de toda la isla. Asegúrate de que quien te alquile o te venda este equipo pueda darte garantía sobre el mismo. Así también, debe explicarte cómo se usa y cuáles son las mejores opciones según tu necesidad. Lee las secciones "¿Cuándo usar una máquina de extracción de leche" y "¿Dónde acudir en busca de ayuda?".

¿Qué es la Iniciativa Hospital Amigo del Niño?

La Iniciativa Hospital Amigo del Niño es un esfuerzo conjunto establecido por la Organización Mundial de la Salud (OMS) y la UNICEF para premiar a aquellos hospitales que eliminan las barreras que afectan el inicio de la lactancia materna. Al hospital que, entre otras cosas, cumpla con los Diez Pasos para una Lactancia Exitosa se le certifica como Hospital Amigo del Niño. Los diez pasos son:

1. Disponer de una política por escrito relativa a la lactancia natural que sistemáticamente se ponga en conocimiento de todo el personal de atención de salud.

2. Capacitar a todo el personal de salud de forma que esté en condiciones de poner en práctica esa política.

3. Informar a todas las embarazadas de los beneficios que ofrece la lactancia natural y la forma de ponerla en práctica.

4. Ayudar a las madres a iniciar la lactancia durante la media hora siguiente al parto.

5. Mostrar a las madres cómo se debe dar de mamar al niño y cómo mantener la lactancia incluso si han de separarse de sus hijos.

6. No dar a los recién nacidos más que la leche materna, sin ningún otro alimento o bebida, a no ser que estén *médicamente* indicados

7. Facilitar el alojamiento en conjunto de las madres y sus niños durante las 24 horas del día.

8. Fomentar la lactancia natural cada vez que se solicite.

9. No dar a los bebés alimentados a pecho chupetes o mamaderas artificiales.

10. Fomentar el establecimiento de grupos de apoyo a la lactancia natural y procurar que las madres se pongan en contacto con ellos a su salida del hospital o clínica.

Es importante señalar que la IHAN requiere que el hospital cumpla el Código Internacional de Comercialización de Sucedáneos de la Leche Materna. Por lo que se exige que ningún empleado de la industria o distribuidores de sucedáneos de la leche materna, biberones y mamaderas o bobos pueda tener ningún contacto con las mujeres embarazadas o las madres. Además exige que los hospitales no reciban regalos gratis, literatura no científica, apoyo para para la educación del personal o eventos de la industria de sucedáneos, biberones, mamaderas o bobos.

Los nuevos criterios de la IHAN revisados en el 2009 señalan lo importante que es el cuidado Amigable de la Madre por lo que promueven que los hospitales tengan unas políticas hospitalarias y prácticas de trabajo de parto y parto amigables a la madres incluyendo: fomentar los acompañantes preferidos por la madre, permitir a las madres comer o beber alimentos durante el trabajo del parto, fomentar el uso de métodos no farmacológicos para aliviar el dolor, y fomentar caminar, moverse y asumir la posición de preferencia para parir. Además el cuidado no debe envolver procedimientos invasivos tales como rupturas de membranas, episiotomías, aumento o inducción del parto, uso de fórceps o ventosas o C/S, a menos que haya una indicación específica debido a una complicación y la razón se le explique a la madre.

Alrededor del mundo existen más de 20,000 hospitales certificados como Hospital Amigo del Niño. En Puerto Rico desafortunadamente todavía no hay ni uno solo.

Cuando busques un médico para atender tu parto, asegúrate de que tiene privilegios médicos en un hospital que esté trabajando para lograr todos estos pasos y que, sobretodo, permita el alojamiento en conjunto de la madre y el bebé y respete la Ley Núm. 156 del 10 de agosto de 2006.

¿Tiene el Gobierno de Puerto Rico una Política de Lactancia?

Sí. El Departamento de Salud adoptó en 1995 la "Política para la Promoción de la Lactancia Materna en

Puerto Rico". Esta política tiene como misión: "Maximizar el desarrollo del potencial físico, mental y social de todos los niños y sus familias en Puerto Rico, fomentando el retorno a la práctica de la lactancia materna y promoviendo los beneficios que esta imparte a la salud". Tiene cinco metas principales que son:

1. Lograr que **la población** de Puerto Rico **conceptualice** la lactancia materna como un proceso necesario para el logro de un buen estado de salud de la madre y el infante.

2. Lograr **aumentar los conocimientos** en lactancia materna y mejorar las destrezas de interacción con el paciente del **personal de salud primaria,** especialmente en los servicios de cuidado prenatal, servicios a niños sanos, salas de recién nacidos y servicios para la planificación del embarazo (planificación familiar).

3. Lograr que **las instalaciones de salud** que ofrecen servicios a madres y niños adopten las recomendaciones de la Iniciativa **Hospitales Amigo del Niño** de la Organización Mundial de la Salud y el Fondo de Naciones Unidas para la Infancia (OMS/UNICEF).

4. Promover la creación de **grupos de apoyo** en la comunidad que ofrezcan asistencia en lactancia materna para aquellos que lo soliciten.

5. Promover **reglamentación** y **legislación** para garantizar los derechos de la madre y el niño lactante.

51

Lactancia materna: dos mujeres... dos historias

María estaba mirando al techo. Tenía ganas de pujar pero estaba incómoda, no es fácil pujar mirando para el techo. El médico le dijo: "¡puja!, ¡puja!"... a los pocos minutos le dijo ya no pujes más y a los pocos segundos se oyó: "¡Es una nena!". Lloró... sentía que este era el momento más importante de su vida. Estaba feliz, pero con un sentimiento de soledad. No estaba con su marido, no lo dejaron pasar, ni con su madre o hermanas. Le dijeron que todo estaba bien, que le iban a coser la episiotomía y que después que revisaran a la nena se la enseñarían. Minutos más tarde, le enseñaron a su beba, era linda, la tocó, hubiese querido abrazarla, pero le dijeron que se la tenían que llevar rápido a la sala de recién nacidos ("nursery") porque se enfriaba. Pasados unos minutos, la movieron a la sala de recuperación y seguía sola...más tarde a su cuarto. Su esposo y familiares por fin estaban con ella... todos decían que la nueva bebé era una belleza, ella todavía estaba un poco soñolienta por algo que le dieron, más tarde le traerían a su hija. Esa noche, su mamá se quedó con ella, no durmió bien pensando en su bebita y preguntándose por qué no se la traían.

En la mañana, una enfermera entró con una cunita y adentro estaba la bebé más bella del mundo toda envueltita. La enfermera le preguntó: "¿Vas a lactar?". A lo que ella contestó: bueno...Sí. La enfermera le dijo que esa era una buena decisión, pero por si acaso y en lo que le bajaba la leche le diera un poco de la fórmula que le había dejado ahí. También le dijo que ya a la bebé le habían dado agua con glucosa y fórmula en el "nursery" y que chupaba muy bien. María cogió a su bebé en brazos, le habían dicho que eso de lactar era instintivo y que ya sabría lo que tenía que hacer. La puso en su regazo y se acordó de cuando ella era niña y todas las veces que le había dado biberón a sus muñecas, sería fácil. Trató de que su bebé cogiera el pecho, pero la bebé estaba soñolienta y no quería mamar. Alrededor de una hora más tarde la bebé empezó a llorar, María trató de lactarla, pero la bebé no quería el pecho por lo que con gran frustración le dio el biberón de fórmula que le dejó la enfermera. Un poco más tarde, le ofreció el pecho, pero cuando la bebé mamaba a ella le dolía mucho.

Al otro día, cuando se fue de alta, le regalaron una bolsa muy bonita con biberones de leche, mamaderas, instrucciones para cuidar a su bebé y un peluche monísimo. Cuando llegó a su casa, pegó a su bebé en el pecho, pero le dolía muchísimo, durante todo ese día la bebé lloraba mucho y aunque ya cogía el pecho a María le seguían doliendo los pezones. Se fijó que tenía sangre en un pezón y además estaba agrietado. Muy asustada llamó al pediatra.

Este le dijo que dejara descansar los pezones por unos días en lo que se le curaban y que le siguiera dando la fórmula a la bebé. Su suegra le dijo que no había duda de que esa bebé lloraba de hambre, porque con esos pechitos tan pequeños no daba suficiente leche, y que además ella le había dado fórmula a su hijo y él había crecido de lo más bien, sin ningún problema.

María estaba cansada y frustrada, pensó que esto de lactar no era para ella, no era nada fácil. Su bebé se alimentaría de ahora en adelante con leche artificial.

***

Carmen sabía que había empezado su trabajo de parto. Era el momento que tanto esperaba y para el cual se había preparado intensamente. Ella y su esposo fueron a las clases de preparación para el parto. Asistieron, además, a las clases de lactancia y a los grupos de apoyo de madres lactantes con su mamá y su suegra. Se entrevistó con varios pediatras que sabían de manejo de bebés lactados para escoger el más conveniente, y discutió con su obstetra un plan de manejo del parto. Además, habló con una doula que la acompañaría durante el parto confortándola y ayudándola.

Estuvo caminando para pasar las primeras contracciones y al llegar al hospital le permitieron seguir haciéndolo. Su doula estuvo todo el tiempo con ella dando ánimo, masajes y orientación sobre como lidiar con las contracciones. Cuando tuvo ganas de pujar su obstetra le dijo que podía hacerlo en cuclillas y su bebé llegó al mundo con ella en esa posición. No le hicieron una episiotomía pues su médico le dijo que no la haría a menos que realmente fuera necesario. El médico le puso a su bebé sobre su pecho y ante la mirada maravillada de su mamá y su esposo, los cuales la acompañaron todo el tiempo durante el proceso del parto, su bebé se pegó al pecho.

Una vez en su habitación, le llevaron a la bebé inmediatamente y una enfermera educadora en lactancia le ayudó a ponerse correctamente a la bebé en el pecho y le indicó que no le habían dado ni glucosa ni fórmula pues esto podía interferir con la lactancia. Le dijo además que amamantara cada vez que lo pidiera la bebé y que no dejara que nadie le diera biberones o mamaderas ya que eran innecesarios y podían causar que su bebe no cogiera el pecho bien. También le hizo hincapié en la importancia de que la bebé cogiera bien el pecho.

Al irse de alta, el pediatra le dijo que siguiera lactando frecuentemente y que fuera a verlo a su oficina en tres días. La enfermera le dio un número de teléfono al que podía llamar si tenía alguna duda sobre lactancia y la información de los grupos de apoyo y organizaciones que podían ayudarla en la comunidad. Le indicó que en el hospital no se ofrecían paquetes de despedida con información de fórmula o biberones de esta porque esos "regalos" minan la confianza de la madre y propician el que deje de lactar. Le regalaron, sin embargo, un paquete con información sobre lactancia y crianza al pecho, así como algunos artículos que facilitarían los primeros días de su lactancia.

En su casa, su mamá, su suegra y, sobre todo, su esposo estaban muy atentos a que ella lactara, descansara, comiera sus tres comidas y tomara líquidos para la sed. Ellos controlaron las visitas y ella sólo se dedicó a alimentar a su bebé al pecho. Algunas de sus amigas le habían dicho que amamantar dolía, pero a ella no le molestaba en lo absoluto.

Sabía, por las clases de lactancia, que si la bebé está bien colocada no tiene por qué doler.

Fue a visitar al pediatra, como este le indicó, al tercer día después del alta. Él encontró a la bebé un poco amarillita, pero le dijo que esto era normal en la primera semana y que debía continuar lactando frecuentemente, además de verificar que la bebé no se durmiera en el pecho sin antes haber tomado, por lo menos, unos 20 a 30 minutos.

Al final de la semana, Carmen estaba un poco cansada por las demandas de atender a un bebé recién nacido, pero estaba feliz. Todo iba bien, sabía que había tenido un excelente comienzo y que con la ayuda de los grupos de apoyo mensuales tendría una lactancia exitosa.

Tanto María como Carmen querían lo mejor para sus bebés, pero desgraciadamente en nuestra sociedad esto no es suficiente. En una sociedad hostil a la lactancia, es esencial apoderar a las madres para que tengan éxito en el amamantamiento. La educación del padre y de los demás familiares es esencial, y es además necesaria la asistencia de un personal hospitalario y de la comunidad que conozca sobre manejo de lactancia materna. Todo esto hace la diferencia... solo así la historia de María será la de Carmen... dos mujeres... una historia... ¡una lactancia exitosa!

Bibliografía

Acosta, N., Vázquez, V., Dávila, R. R. & Parrilla, A. M. (1999). Creencias hacia la lactancia materna y la actitud hacia apoyar la lactancia en público de un grupo de estudiantes de salud de una Escuela Superior de la Región Educativa de Caguas. *Puerto Rico HealthSciences Journal, 18,* 229-239.

Alekseev, N. P., Illyin, V. I., Yaroslavski, V. K., Gaidukov, T. K., Specivcev, E. V., Omelyanjuk, E. V. & Tkachenko, N. N. (1998). Compression stimuli increase the efficacy of breast pump function. *European Journal of Obstetrics & Gynecology and Reproductive Biology, 77,* 131-139.

American Academy of Pediatrics, Committee on Fetus and Newborn. (2003). Controversies concerning vitamin K and the newborn. *Pediatrics, 112*(1 Pt 1),191-192.

American Academy of Pediatrics, Subcommittee on Hyperbilirubinemia. (2004). Clinical practice guideline management of hyperbilirubinemia in the newborn infant 35 or more weeks of gestation. Pediatrics, 114, 297-316.

American Academy of Pediatrics (AAP), Committee on Fetus and Newborn and the American College of Obstetricians and Gynecologists (ACOG). (2007). Guidelines for perinatal care. (6th Ed). Washington, DC: ACOG/ AAP.

American Academy of Pediatrics (AAP), Committee on Practice and Ambulatory Medicine and Bright Futures Steering Committee. (2007). Recommendations for preventive pediatric health care– Policy Statement. Pediatrics, 120(6), 1376. doi:10.1542/peds.2007-2901.

American Academy of Pediatrics (AAP) Committee on Fetus and Newborn. (2010). Hospital stay for healthy term newborns.Pediatrics, 125(2), 405-409. doi:10.1542/peds.2009-3119.

American Academy of Pediatrics, Section on Breastfeeding. (2012). Breastfeeding and the use of human milk. Pediatrics, 129, e827-841.

Amir, L., Hoover, K., & Mulford, C. (1995). Lactation Consultant Series: Candidiasis, & Breastfeeding. Garden City Park, NY: Avery Publishing.

Amir, L.H., & The Academy of Breastfeeding Medicine Protocol Committee. (2008). ABM Clinical Protocol #4: Mastitis. Breastfeeding Medicine, 3, 177-180.

Baldwin, E.N.(1995). *Breastfeeding and Divorce*. Retrieved from http://www.llli.org/law/lawdivorce.html

Baker, R.D., Greer, F.R., & The Committee on Nutrition. (2010). Clinical Report Diagnosis and

Prevention of Iron Deficiency and Iron-Deficiency Anemia in Infants and Young Children (0_3 Years of Age). *Pediatrics, 126*, 1040-1050. DOI: 10.1542/peds.2010-2576.

Bartick, M., & Reinhold, A. (2010). The burden of suboptimal breastfeeding in the United States:A pediatric cost analysis. *Pediatrics, 125*, e1048-e1056.

Bar-Yam, N. B., & Darby, L. (1997).Fathers and breastfeeding: A review of the literature. *Journal of Human Lactation, 13*, 45-50.

Baumslag, N., & Michels, D. (1995). *Milk, money and madness: The culture and politics of breastfeeding.* London: Bergin & Garvey.

Becerra, J. E., & Smith, J. C. (1990). Breastfeeding patterns in Puerto Rico. *American Journal of Public Health, 80*, 694-697.

Berens, P., & The Academy of Breastfeeding Medicine Clinical Protocol Committee. (2009). ABM Clinical Protocol #20: Engorgement. *Breastfeeding Medicine, 4*, 111-113.

Best Start Social Marketing. (1998). *Breastfeeding management: a quick reference guide for health care providers.* Tampa, Florida: Author.

Birch, E. E., Hoffman, D. R., Uauy, R., Birch, D. G., & Prestidge, C. (1998). Visual acuity and essentiality of docosahexaenoic acid and arachidonic acid in the diet of term infants. *Pediatric Research, 44,* 201-209.

Black, L. S. (2001). Incorporating breastfeeding care into daily newborn rounds and pediatric office practice. *The Pediatric Clinics of North America, 48* (2), 273-298.

Boies, E.B., Vaucher, Y., &, The Academy of Breastfeeding Medicine Protocol Committee. (2011). ABM Clinical Protocol #10: Breastfeeding the Late Preterm Infant (340/7 to 366/7 Weeks Gestation) (First Revision June 2011). *Breastfeeding Medicine, 6,* 151-156. doi: 10.1089/bfm.2011.9990.

Botello, M. T., Marín, H., Vera, M., & Parrilla, A. M. (1999). Factores asociados al inicio, tipo y duración de la lactancia materna entre participantes y no participantes a charla prenatal de educación en lactancia materna de una institución hospitalaria. *Puerto Rico Health Sciences Journal, 18,* 241-49.

Buescher, E.S., & Hatcher, S.W. (2009). *Breastfeeding and diseases: a reference guide.* Amarillo, TX: Hale Publishing.

Bunik, M., Chantry C.J., Howard, C.R., Lawrence, R.A., Marinelli, K.A., Noble, L., ... & ABM The Academy of Breastfeeding Medicine Clinical Protocol Committee. (2010). ABM Clinical Protocol #23: Non-Pharmacologic Management of Procedure-Related Pain in the Breastfeeding Infant. *Breastfeeding Medicine, 5,* 315-319.

Cahudron, L.H, Giannandre, B.A, & The Academy of Breastfeeding Medicine Clinical Protocol Committee. (2008). ABM Clinical Protocol #18: Use of antidepressants in nursing mothers. *Breastfeeding Medicine*, 3, 44-52.

Coalition for Improving Maternity Services. (1996). *The Mother-Friendly Childbirth Initiative*. Washington, DC: Author.

Colson, S. (2010, Fall). What Happens to Breastfeeding When Mothers Lie Back? Clinical Applications of Biological Nurturing. *Clinical Lactation*, 1, 11-14.

Colson, S. (2012, Spring). Biologica Nurturing: The Laid-back Breastfeeding Revolution. *Midwifery Today*, 101, 9-11.

Committe on Heath Care for Underserved Women., & American College of Obstetricians and Gynecologists. (2007). ACOG Committee Opinion No. 361: Breastfeeding: maternal and infant aspects. Obstetrics & Gynecology, 109(2 Pt 1), 479-480.

Cordes, R., Wight, N. & The Academy of Breastfeeding Medicine Protocol Committee. (2009). ABM Clinical Protocol Number #3: Hospital guidelines for the use of supplementary   feedings in the healthy term breastfed neonate Revised 2009. *Breastfeeding Medicine*, 41, 175-182.

Crall, J.J. (2009). Oral Health Policy Development Since the Surgeon General's Report on Oral Health. *Academic Pediatrics*, 9, 476–482.

Cunningham, A. S., Jellife, D. B., & Jelliffe, E. F. P. (1991). Breastfeeding and health in the 1980s: A global epidemiologist review. *The Journal of Pediatrics, 118*, 659-666.

Davanzo, R., Travan, L., & Demarini, S. (2010). Storage of human milk: Accepting certain uncertainties. *Journal of Human Lactation, 26*, 233. doi: 10.1177/0890334410374601

Dávila, R. R., Parrilla, A. M., & Gorrín, J. J. (2000). Reliability and validity of breastfeeding attitudes instrument for nursing staff. *Puerto Rico Health Sciences Journal, 19*, 263-267.

Declercq, E., Labbok, M. H., Sakala, C., & O'Hara, M. (2009). Hospital practices and women'slikelihood of fulfilling their intention to exclusively breastfeed. *American Journal ofPublic Health, 99*(5), 929-35.

Declercq, E. R., Sakala, C., Corry, M. P., & Applebaum, S. (2006). *Listening to mothers II: Report of the second National U.S. survey of women's childbearing experiences.* New York: Childbirth Connection.

Delgado, S., Arroyo, R., Jiménez, E., Fernández, L., & Rodríguez, J.M. (2009). Mastitis infecciosas durante la lactancia: un problema infravalorado (I). *Acta Pediátrica Española, 67*, 77-84.

Delgado, S., Arroyo, R., Jiménez, E., Marín, M.L., del Campo, R., Fernández, L., Rodríguez, J.M. (2009). Staphylococcus epidermidis strains isolated from breast milk of women suffering infectious mastitis: potential virulence traits and resistance to antibiotics. *BMC Microbiology, 9,* 82. doi:10.1186/1471-2180-9-82

Delgado, S., Collado, M.C., Fernández, L., & Rodríguez, J.M. (2009). Bacterial analysis of breast milk: a tool to differentiate Raynaud's phenomenon from infectious mastitis during lactation. *Current Microbiology, 59,* 59-64.

Departamento de Salud de Puerto Rico, Secretaria Auxiliar para la Medicina Preventiva y Salud Familiar. (1995). *Política Pública para la Promoción de la Lactancia Materna en Puerto Rico.* San Juan, PR: Author.

Dettwyler, K. (2004). When to wean: Biological versus cultural perspectives. *Clinical Obstetrics and Gynecology, 47,* 712-723.

Dettwyler, K.A. (December, 2004). *Letter for Court Cases in support of extended breastfeeding.* Retrieved from http://www.kathydettwyler.org/detletter.htm

DiGirolamo, A.M., Grummer-Strawn, L.M., & Fein, S.B. (2008). Effect of maternity-care practices on breastfeeding. *Pediatrics, 122,* s43-s49.

División de Madres, Niños y Adolescentes. (2008). *Estudio de salud materno infantil (ESMIPR) Datos preliminares de lactancia.* Departamento de Salud de Puerto Rico, San Juan, Puerto Rico: Autor.

Eglash, A., & Academy Of Breastfeeding Medicine Protocol Committee. (2010). ABM Clinical Protocol #8: Human Milk Storage Information for Home Use for Full-Term Infants (Original Protocol March 2004; Revision #1

March 2010). *Breastfeeding Medicine, 5*, 127-130. doi: 10.1089=bfm.2010.9988.

Eglash, A., & Proctor, R. (2007). A breastfeeding mother with chronic breast pain. *Breastfeeding Medicine, 2*, 99-104.

Escuela Graduada de Salud Pública. (1998). *Encuesta de Salud Reproductiva: Puerto Rico, 1995-96-Resumen de los Hallazgos*. San Juan, PR: Universidad de Puerto Rico, Recinto de Ciencias Médicas: Autor.

Evans, A., & The Academy of Breastfeeding Medicine Protocol Committee. (2007). ABM Clinical Protocol #2 (2007 Revision): Guidelines for Hospital Discharge of the   Breastfeeding Term Newborn and Mother: "The Going Home Protocol". *Breastfeeding Medicine, 2*, 158-165. doi: 10.1089/bfm.2007.9990.

Fisher-Owens, S.A., Gansky, S.A., Platt, L.J., Weintraub, J.A., Soobader, M., Bramlett, M.D., & Newacheck, P.W. (2007). Influences on Children's Oral Health: A Conceptual Model. *Pediatrics, 120*, e510-e520. DOI: 10.1542/peds.2006-3084

Forster, D. A., McEgan, K., Ford, R., Moorhead, A., Opie. G., Walker, S., & McNamara, C. (2011). Diabetes and antenatal milk expressing: a pilot project to inform the development of a randomised controlled trial. *Midwifery, 2*, 209-214.

Frazer, E., González, L., & Hawk, B. (1998). Incidence of IDDM in children living in Puerto   Rico. *Diabetes Care 21*, 744-746.

Gangal, P., Bhagat, K., Prabhu, S., & Nair, R. (2007). *Breast crawl: Initiation of breastfeeding by breast crawl.* Mumbai, India: UNICEF.

Gartner, L., & ABM The Academy of Breastfeeding Medicine Clinical Protocol Committee. (2010). Clinical Protocol #22: Guidelines for Management of Jaundice in the Breastfeeding Infant Equal to or Greater Than 35 Weeks' Gestation. *BreastfeedingMedicine, 5,* 87-93.

Geddes, D.T., Kent, J.C., Mitoulas, L.R., & Hartmann, P. E. (2008). Tongue movement and intra-oral vacuum in breastfeeding infants. *Early Human Development, 84,* 471-477.

Geddes, D.T. (2009). Ultrasound imaging of the lactating breast: methodology and application. *International Breastfeeding Journal, 4,* 4. doi:10.1186/1746-4358-4-4.

Genna, C.W. (2010, Fall). Facilitating Autonomous Infant Hand Use During Breastfeeding. *Clinical Lactation, 1,* 15-20.

Goldman, A.S. (2007). The immune system in human milk and the developing infant. *Breastfeeding Medicine, 2,* 195-204

Gorrín, J. J., & Parrilla, A. M. (2000). The management of labor and delivery and its implications for breastfeeding. *Puerto Rico Health Sciences Journal, 19,* 375-381.

Gorrín, J.J., & Parrilla, A. M. (2001). Ethics and breastfeeding promotion. *ABM News and Views, 7,* 17-26.

Grajeda, R., & Pérez-Escamilla, R. (2002). Stress during labor and delivery is associated with delayed onset of lactation among urban Guatemalan women. *Journal of Nutrition, 132*, 3055-60.

Grainger, R.I. *Continuing Breastfeeding after Separation & Divorce.* Retrieved from https://www.breastfeeding.asn.au/bf-info/breastfeeding-and-law/continuing-breastfeeding-after-separation-and-divorce .

Groer, M. W. (2005). Differences between exclusive breastfeeders, formula-feeders, and controls: a study of stress, mood and endocrine variables. *Biological Research for Nursing, 7*, 106-117.

Gromada, K. K. (2007). *Mothering multiples: Breastfeeding and caring for twins or more.* Schaumburg, Illinois: La Leche League International.

Grummer-Strawn, L.M., Reinold, C., Krebs, N.F. (2010). Centers for Disease Control and Prevention. Use of World Health Organization and CDC Growth Charts for Children Aged 0–59 Months in the United States. *Morbidity and Mortality Weekly Report, 59*(9), 1-15. Recuperado de http://www.cdc.gov/mmwr/pdf/rr/rr5909.pdf

Hale, T. (2010). *Medications and mothers' milk.* (14th edition). Amarillo, Texas: Hale Publishing.

Hale, T.W., & Berens, P.D. (2010). *Clinical therapy in breastfeeding patients.* (3rd Ed.). Amarillo, Tx: Hale Publishing, L.P.

Hale, T.W., & Hartmann, P. (Eds). (2007). *Textbook of human lactation.* Amarillo, Tx: Hale Publishing.

Hale, T.W., Bateman, T.L., Finkelman, M.L., & Berens, P.D. (2009). The absence of candida albicans in milk samples of women with clinical symptoms of ductal candidiasis. *Breastfeeding Medicine, 4,* 57-61.

Hanson, L.A. (2004). *Immunobiology of human milk: How breastfeeding protects babies.* Amarillo, Tx: Pharmasoft Publishing.

Hatsu, I. E., McDougald, D. M., Anderson, A. K. (2008). Effect of infant feeding on maternal body composition. *International Breastfeeding Journal, 3,* 18.

Henly, S. J., Anderson, .C. M., Avery, M. D., Hills-Bonczyk, S.G., Potter, S., &Duckett, L.J. (1995). Anemia and insufficient milk in first-time mothers. *Birth, 22*(2), 86-92.

HMBANA. (2011). *Best practice for expressing, storing and handling human milk in hospitals, homes and child care settings.* (3rd Edition). Raleigh, North Carolina: Human Milk Bank Association of North America.

HMBANA. (2011). *Guidelines for the establishment and operation of a human milk bank.* Raleigh, North Carolina: Human Milk Bank Association of North America.

Horta, B. L., Bahl, R., Martines, J. C., & Victora, C. G. (2007). *Evidence on the long-term effects of breastfeeding: systematic review and meta-analyses.* WHO Library Cataloguing-in-Publication Data.

Howard, C., Howard, F., Lawrence, R.A., Andresen, E., DeBlieck, E., & Weitzman, M. (2000). Office prenatal formula advertising and its effect on breast-feeding patterns. *Obstetrics and Gynecology, 95,* 296-303.

Huggins, K. & Ziedrich, L. (2007). *The nursing mother's guide to weaning.* The Boston, Massachusetts: Harvard Common Press.

Iida, H., Auinger, P., Billings, M.W., & Weitzman, M. (2007). Association Between Infant. Breastfeeding and Early Childhood Caries in the United States. *Pediatrics, 120,* e944-e952. DOI: 10.1542/peds.2006-0124

Ip, S., Chung, M., Raman, G., Chew, P., Magula, N., DeVine, D., ...& Lau, J. (2007). Breastfeedingand maternal and infant health outcomes in developed countries. *Evidence Report/Technology Assessment, 153.* Recuperado de http://www.ahrq.gov/downloads/pub/evidence/pdf/brfout/brfout.pdf

Ishii, H. (2009). Does breastfeeding induce spontaneous abortion? *Journal Obstetrics and   Gynecology Residency, 35,* 864-688.

James, D.C., &, Lessen, R. (2009). Position of the American Dietetic Association: Promoting and Supporting Breastfeeding. *Journal of the American Dietetic Association, 109,* 1926-1942.

Jansen, R. G. (1995). *Handbook of milk composition*. San Diego, California: Academic Press, Inc.

Jansson, L.M., & The Academy of Breastfeeding Medicine Clinical Protocol Committee. (2009). ABM Clinical Protocol #21: Guidelines for Breastfeeding and the Drug-Dependent Woman. *Breastfeeding Medicine, 4,* 225-228.

Jiménez, E., Delgado, S., Arroyo, R., Fernández, L., & Rodríguez, J.M. (2009). Mastitis infecciosas durante la lactancia: un problema infravalorado (II). *Acta Pediátrica Española, 67,* 125-132.

Karlson, E.W., Mandl, L. A., Hankinson, S. E., & Grodstein, F. (2004). Do breast-feeding and other reproductive factors influence future risk of rheumatoid arthritis? Results from the Nurses' Health Study. *Arthritis & Rheumatism, 50,* 3458-3467.

Karlsson, M.K., Ahlborg, H.G., & Karlsson, C. (2005). Maternity and mineral density. *Acta Orthopaedica, 76,* 2-13.

Kendall-Tackett, K. A., & Sugarman, M. (1995). The social consequences of longterm breastfeeding. *Journal of Human Lactation, 11,* 179-183.

Kendall-Tackett, K.A. (2005). *Depression in new mothers: causes, consequences, and treatment alternatives.* Binghamton, NY: Haworth Maltreatment and Trauma Press.

Kendall-Tackett, K.A. (2008) *Clinics in human lactation non pharmacological treatments for depression in new mothers: Evidence-based support of Omega-3s, bright light therapy, exercise, social support, psychotherapy, and St. John's Wort.* Amarillo, Tx: Hale Publishing, L.P.

Kent, J.C., Mitoulas, L.R., Cregan, M.D., Ramsay, D.T., Doherty, D.A. & Hartmann, P.E. (2006). Volume and Frequency of Breastfeedings and Fat Content of Breast Milk Throughout the Day. Pediatrics,117, 387-. DOI: 10.1542/peds.2005-1417

Klaus, M. H., & Klaus, P .H. (1998). *Your amazing newborn.* Reading, Massachusetts: Perseus Books.

Kotlow, L.A. (2010). The Influence of the Maxillary Frenum on the Development and Pattern of Dental Caries on Anterior Teeth in Breastfeeding Infants: Prevention, Diagnosis, and Treatment. *Journal of Human Lactation, 26,* 304-308. doi:10.1177/0890334410362520

Labbok, M. H., Clark, D., & Goldman, A.S. (2004). Breastfeeding: maintaining an irreplaceable immunological resource. *Nature Reviews Immunology, 4,* 565-72.

Labbok, M. H. (1994). *Guidelines: Breastfeeding, family planning and the lactational amenorrhea method: LAM.* Washington, DC: Institute for Reproductive Health.

Labbok, M. H., & Hendershot, G.E. (1987). Does breast-feeding protect against malocclusion? An analysis of the 1981 child health supplement to the National Health Interview Survey. *American Journal of Preventive Medicine, 3,* 227-232.

Labbok, M. H., Hight Laukaran, V., Peterson, A.E., Fletcher, V. von Hertzen, H., & Van Look, P.F. (1997).

Multicenter study of the lactational amenorrhea method (LAM): efficacy, duration and implications for clinical application. *Contraception, 55,* 327-36.

Labbok, M., & Krasoveck, K. (1990). Toward consistency in breastfeeding definitions. *Studies in Family Planning, 21,* 226-230.

Labbok, M.H., Nichols-Johnson, V., Valdés-Anderson, V., & The Academy of Breastfeeding Medicine Protocol Committee. (2006). ABM clinical protocol #13: Contraception during breastfeeding. *Breastfeeding Medicine, 1,* 43-51.

Lawrence, R. A. (1997). A review of medical benefits and contraindications to breastfeeding in the United States. (Maternal and Child Technical Information Bulletin.) Arlington, VA.: National Center for Education in Maternal and Child Health.

Lawrence, R.A. & Lawrence, R.M. (2011). *Breastfeeding: A guide for the medical profession.* (7th. Ed.) St. Louis: CV Mosby Co.

Li, R., Fein, S.B., & Grummer-Strawn, L. M. (2010). Do infants fed from bottles lack self-regulation of milk intake compared with directly breastfed infants? *Pediatrics 125,* e1386-1393.

Liu, B., Beral, V., Balkwall, A., & Million Women Study Collaborators. (2009). Childbearing, breastfeeding, other reproductive factors and the subsequent risk of hospitalization for gallbladder disease. *International Journal of Epidemiology, 38,* 312-318. doi:10.1093/ije/dyn174.

Maisels, M.J., Bhutani, V.K., Bogen, D., Newman, T.B., Stark, A.R., Watchko, J.F. (2009). Hyperbilirubinemia in the newborn infant ☐ 35 weeks gestation: An update with clarifications. *Pediatrics, 124,* 1193 -1198. doi: 10.1542/peds.2009-0329.

Mannel, R., Martens, P.J., & Walker, M. (Eds.). (2013). *Core curriculum for lactation consultant practice.* (3rd Ed.). Sudbury, MA: Jones and Bartlett Publishers, Inc.

Marmet, C., & Shell, E. (1984). Training neonates to suck correctly. *American Journal of Maternal and Child, Nursing, 9,* 401-407.

Marmet, C., & Shell, E. (1989). *Marmet technique of manual expression of breastmilk.* Encino, California: The Lactation Institute.

Maternity Center Association. (2004). *What every pregnant women needs to know about cesarean section.* New York: MCA.

McClellan, H., Geddes, D., Kent, J., Garbin, C., Mitoulas, L., & Hartmann, P. (2008). Infants of mothers with persistent nipple pain exert strong sucking vacuums. *Acta Paediatra, 97,* 1205-9.

McCoy R, McKenna JJ, Gartner L, & The Academy of Breastfeeding Medicine Protocol Committee (2008). ABM clinical protocol #6: guideline on co-sleeping and breastfeeding. Revision, March 2008. *Breastfeeding Medicine, 3,* 38-43.

McCoy, R.C., Howard, C.R., & The Academy of Breastfeeding Medicine Protocol Committee. (2008). Clinical Protocol #5: Peripartum Breastfeeding Management for the Healthy Mother and Infant at Term Revision, June 2008. *Breastfeeding Medicine*, 3,129-132.

McCrory, M. A. (2000). Aerobic exercise during lactation: Safe, healthful, and compatible. *Journal of Human Lactation*, 16, 95-98.

McKenna, J.J. (2007). *Sleeping with your baby: a parent's guide to cosleeping.* Washington, DC: Platypus Media.

Meaux, L., Dávila, R. R., Avilés, J., & Parrilla, A. M. (1999). Ginecólogos-Obstetras y Pediatras: Conocimientos y experiencia hacia la lactancia materna. *Puerto Rico Health Sciences Journal*, 18, 251-256.

Meaux, L., Dávila, R. R., Parrilla, A. M., & Avilés, J. (1999). Obstetras y Pediatras: Experiencia con la Lactancia Materna en sus Programas de Residencia. *Puerto Rico Health Sciences Journal*, 18, 359-361.

Mobley, C., Marshall, T.A, Milgrom, P., Coldwell, S.E. (2009). The Contribution of Dietary Factors to Dental Caries and Disparities in Caries. *Academic Pediatrics*, 9, 410–414.

Mohrbacher, N., & Stock, J. (2003). *The breastfeeding answer book.* (3er ed). Schaumburg, Illinois: La Leche League International.

Molina, M., Dávila, R. R., Parrilla, A. M., & Dennis, C. L. (2003). Translation and validation of the breastfeeding self-efficacy scale into Spanish: Data from a Puerto Rican Population. *Journal of Human Lactation, 19*, 35-42.

Montgomery, A., Hale, T. W., and The Academy of Breastfeeding Medicine Protocol Committee. (2006). ABM Clinical Protocol #15: Analgesia and Anesthesia for the Breastfeeding Mother. *Breastfeeding Medicine, 1*, 271-277.

Morton, J., Hall, J.Y., Wong, R.J., Thairu, L., Benitz, W.E. & Rhine, W.D. (2009). Combining hand techniques with electric pumping increases milk production in mothers of preterm infants. *Journal of Perinatology, 29*, 757-764.

Moscone, S., & Moore J. (1993). Breastfeeding during pregnancy. *Journal of Human Lactation, 9*, 83-88.

Neifert, M. (1996, October). Early assessment of the breastfeeding infant. Contemporary Pediatrics. New Jersey: Medical Economics.

Neifert, M. R. (2001). Prevention of breastfeeding tragedies. *The Pediatric Clinics of North America, 48* (2), 273-298.

Neifert, M., Lawrence, R., & Seacat, J. (1995). Nipple confusion: Toward a formal definition. *Journal of Pediatrics, 126*, s125-s129.

Newburg, D. S., & Street, J.M. (1997). Bioactive materials in human milk. *Nutrition Today, 32*, 191-201.

Nice, F.J. (2007). *Nonprescription drugs for the breastfeeding mother.* Amarillo, Texas: Hale Publishing.

Odent, M. (2002). *The farmer and the obstetrician*. London: Free Assn. Books.

OMS/UNICEF. (1989). *Protección, promoción y apoyo de la lactancia natural: la función especial de los servicios de maternidad*. Ginebra, Suiza: Author.

Organización Panamericana de la Salud/Oficina Mundial de la Salud, UNICEF/OMS. (2008). *Razones médicas aceptables para el uso de sucedáneos de leche materna. Iniciativa Hospital Amigo del Niño, revisada, actualizada y ampliada para la atención integral, Sección 1. Antecedentes e implementación*. Washington, D.C. OPS

Palmer, B. (1998). The influence of breastfeeding on the development of the oral cavity: acommentary. *Journal of Human Lactation, 14*, 93-98.

Palmer, B. (2000). Breastfeeding and Infant Caries: No Connection. *ABM News and Views - The Newsletter of The Academy of Breastfeeding Medicine, 6*, 27, 31.

Palmer, G. (2009).*The politics of breastfeeding: When breasts are bad for business*. (3rd Ed). London, England: Pinter & Martin Ltd.

Parrilla, A. M., & Capriles, J. A. (2000). Política Pública para la Promoción de la lactancia materna en las instituciones hospitalarias. *Puerto Rico Health Sciences Journal, 19*, 259-262.

Parrilla, A. M., Dávila, R., & Gorrín, J. J. (2001). Profile of calls to a breastfeeding clinic information and help telephone line. *Puerto Rico Health Sciences Journal, 20,* 377-381.

Parrilla , A. M., Dávila, R., Gorrín, J. J., & Alonso, A. (2001). Puerto Rican health teachers: Attitudes towards breastfeeding. *Puerto Rico Health Sciences Journal, 20,* 57-62.

Parrilla, A. M., Dávila, R., González, M. E., & Gorrín, J. J. (2002). Knowledge about breastfeeding in mothers of infants with gastroesophageal reflux. *Puerto Rico Health Sciences Journal,21,* 25-29.

Parrilla, A. (1999). Análisis sobre las funciones de los proveedores de cuidado en lactancia humana y amamantamiento. *Puerto Rico Health Sciences Journal, 18,* 353-357.

Parrilla, A. M., & Gorrín, J. J. (1999). La lactancia materna en Puerto Rico: patrones tradicionales, tendencias nacionales y estrategias para el futuro. *Puerto Rico Health Sciences Journal, 18,* 223-228.

Parrilla, A., & Gorrín, J. J. (2000). Aspectos éticos en la promoción de la lactancia humana y el amantamiento. *Puerto Rico Health Sciences Journal, 19,* 145-151.

Pérez-Ríos, N., Ramos-Valencia, G., Ortiz, A.P. (2008). Cesarean delivery as a barrier for breastfeeding initiation: The Puerto Rican experience. *Journal of Human Lactation, 24,* 293 -302.

Philipp, B.L., & The Academy Of Breastfeeding Medicine Protocol Committee. (Revision 2010). ABM Clinical protocol #7: Model Breastfeeding Policy. *Breastfeed Medicine, 5,* 173-77.

Pikwer, M., Bergström, U., Nilsson J. A., Jacobsson, L., Berglund, G., & Turesson, C. (2009)   Breast-feeding, but not oral contraceptives, is associated with a reduced risk of   rheumatoid arthritis. *Annals of the Rheumatic Diseases, 68,* 526-530. doi:10.1136/ard.2007.084707.

Pisacane, A., Graziano, L., Mazzarella, G., Scarpellino, B., & Zona, G. (1992). Breastfeeding and urinary tract infections. *The Journal of Pediatrics, 120,* 87-89.

Power, N., Montgomery, A., &, The Academy of Breastfeeding Medicine Protocol Committee. (2011). ABM Clinical Protocol Number #9: Use of galactogogues in initiating or augmenting maternal milk supply. *Breastfeeding Medicine, 6,* 41-49.

Preer, G.L., Newby, P.K., & Philipp, B.L. (2012). Weight loss in exclusively breastfed infants delivered by cesarean birth. *Journal of Human Lactation, 28,* 153-158. doi:10.1177/0890334411434177.

Preer, G.L., & Philipp, B. L. (2010). Understanding and managing breast milk jaundice. *Archives of Disease in Childhood Fetal Neonatal Edition, 96*(6), F461-466.

Pryor, G. (1997). *Nursing mother, working mother.* Boston, Massachusetts: Harvard Common Press.

Puckett, R.M., & Offringa, M. (2000). Prophylactic vitamin K for vitamin K deficiency bleedingin neonates. *Cochrane Database of Systematic Reviews, 4.* Art. No.: CD002776. DOI: 10.1002/14651858.CD002776

Ramsay, D.T., Kent, J.C., Hartmann, R.A., Hartman, P.E. (2005). Anatomy of the lactating human breast redefined with ultrasound imaging. *Journal of Anatomy, 206,* 525-534.

Reilly, S., Reid, J., Skeat, J., & The Academy of Breastfeeding Medicine Clinical Protocol Committee. ABM Clinical Protocol #17: Guidelines for breastfeeding infants with cleft lip, cleft palate, or cleft lip and palate (2007). *Breastfeeding Medicine, 2,* 243-250.

Righard, L., & Alade, M.O. (1990). Effect of delivery room routines on success of first breastfeed. *Lancet, 336,* 1105-1107.

Riordan, J. M. (1997). The cost of not breastfeeding: A commentary. *Journal of Human Lactation, 13,* 93-97.

Riordan, J., & Wambach, K. (2010). *Breastfeeding and human lactation.* (4th Ed). Sudbury, MA: Jones and Bartlett Publishers, Inc.

Rosenberg, K.D., Eastham, C.A., Kasehagen, L.J., & Sandoval, A.P. (2008). Marketing infant formula through hospitals: the impact of commercial hospital discharge packs on breastfeeding. *American Journal of Public Health, 98,* 290-295.

Rowe-Murray, H.J., & Fisher, J.R. (2002). Baby friendly hospital practices: cesarean section is a persistent barrier to early initiation of breastfeeding. *Birth, 29,* 124-131.

Rowland, M., Foxcroft, L., Hopman, W.M., & Pate,l R. (2005). Breastfeeding and sexuality immediately post partum. *Canadian Family Physician,* 51,1366-1367.

Schandler, R. J., Gartner, L .M., Krebs, N. F., Dooley, S., & Mass, S. B. (Eds). (2005). *Breastfeeding Handbook for Physicians*.American Academy of Pediatrics and the American College of Obstetricians and Gynecologists.

Schwarz, E.B., Ray, R.M., Stuebe, A.M., Allison, M.A., Ness, R.B., Freiberg, M.S., & Cauley J.A. (2009). Duration of lactation and risk factors for maternal cardiovascular disease. *Obstetrics Gynecology, 113*, 974-982.

Simopoulos, A. P., Dutra de Oliveira, J. E., & Desai, I. D. (Eds). (1995). *Behavioral and metabolic aspects of breastfeeding*. (Vol. 78). Basel, Switzerland : Karger.

Small, M. (1998). *Our Babies, Ourselves*. New York, New York: Anchor Books.

Strathearn, L., Mamun, A. A., Najman, J., & O'Callaghan, M. (2009). Does breastfeeding protect against substantiated child abuse and neglect? A 15-year cohort study. *Pediatrics, 123*, 483-493

Stuart-Macadam, P., & Dettwyler, K. (Eds). (1995). *Breastfeeding: Biocultural perspectives*. Aldine de Gruyer. New York.

Stuebe, A.M., Michels, K.B., Willett, W.C., Manson, J.E., Rexrode, K., & Rich-Edwards, J.W. (2009). Duration of lactation and incidence of myocardial infarction in middle to late adulthood. *American Journal of Obstetrics and Gynecology, 200*, 138.e1-138.e8. doi:10.1016/ j.ajog.2008.10.001.

Stuebe, A.M., Rich-Edwards, J.W., Willett, W.C., Manson, J.E., & Michels, K.B. (2005). Duration of lactation and incidence of type 2 diabetes. *The Journal of the American Medical Association, 294*, 2601-10.

Stuebe, A.M., Willett, W.C., Xue, F., & Michels, K.B. (2009). Lactation and incidence of premenopausal breast cancer: a longitudinal study. *Archives of Internal Medicine, 169*, 1364-71.

Symonds, M.E., & Ramsay, M.M. (Eds). (2010). *Maternal-fetal nutrition during pregnancy and lactation.* Cambridge, NY: Cambridge University Press.

Taylor, J.S., Kacmar, J.E., Nothnagle, M., & Lawrence, R.A. (2005). A systematic review of the literature associating breastfeeding with type 2 diabetes and gestational diabetes. *Journal of the American College of Nutrition, 24*, 320-6.

Tepper, N.K., Curtis, K.M., Jamieson, D.J., Marchbanks, P.A., & Tepper, N.K. (2011). Update to CDC's U.S. medical eligibility criteria for contraceptive use, 2010: Revised recommendations for the use of contraceptive methods during the postpartum period. *Morbidity and Mortality Weekly Report (MMWR), 60*, 878-883.

The Academy of Breastfeeding Medicine Board of Directors. (2008). Position on breastfeeding. *Breastfeeding Medicine, 3*, 267-269.

The Joint Commission's Board of Commissioners. (2010). *The Specifications Manual for Joint Commission National Quality Core Measures (v2010A2).* Recuperado de http://manual.jointcommission.org/releases/TJC2010B/TableOfContentsTJC.html

Thomas, J., Marinelli, K.A., Hennessy, M. & The Academy of Breastfeeding Medicine Protocol Committee. (2007). ABM Clinical Protocol #16: Breastfeeding the hypotonic infant. *Breastfeeding Medicine, 2,* 112-118.

Trevathan, W. R., Smith, E. O., & McKenna, J. J. (Eds.). (1999). *Evolutionary medicine.* New York: Oxford University Press.

Tully, M.R. (2000). Recommendations for handling of mother's own milk. *Journal of Human Lactation, 16,* 149-151.

UNICEF, WHO, UNESCO. (1989). *Facts for life: A communication challenge.* New York: Author.

United States Breastfeeding Committee. (2001). *Breastfeeding in the United States: A national agenda.* Rockville, MD: US Department of Health and Human Services, Health Resources and Services Administration, Maternal and Child Bureau.

Vallaeys, C., Kastel, M., Fantle, W., Hannah, M., Angell, C., & Hill, T. (2008). *Replacing mother: Imitating human breast milk in the laboratory novel oils in infant formula and organic foods: Safe and valuable functional food or risky marketing gimmick? The Cornucopia Institute: WI.*

van Veldhuizen-Staas, C.G.A. (2007). Overabundant milk supply: An alternative way to intervene by full drainage and block feeding. *International Breastfeeding Journal, 2,* 11. doi: 10.1186/1746-4358-2-11.

Vennemann, M. M., Bajanowski, T., Brinkmann, B., Jorch, G., Yücesan, K., Sauerland, C., ... The GeSID Study

Group (2009). Does breastfeeding reduce the risk of sudden infant death syndrome? *Pediatrics, 123,* e406-e410.

Wagner, C.L., Greer, F.R., & The Section on Breastfeeding and Committee on Nutrition. (2008). Prevention of rickets and vitamin D deficiency in infants, children, and adolescents. *Pediatrics, 122,* 1142-1152.

Wagner, C.L., Taylor. S.N., & Hollis, B.W. (2008). Does Vitamin D make the world go 'round'? *Breastfeeding Medicine, 3,* 239-250. doi: 10.1089/bfm.2008.9984.

Walker, M. (1997). Breastfeeding the sleepy baby. *Journal of Human Lactation, 13,* 15-153.

Walker, M. (2010). *Clinics in Human Lactation 7. The nipple and areola in breastfeeding and lactation: Anatomy, physiology, problems, and solutions.* Amarillo, Tx: Hale Publishing.

Walker, M. (2011). *Breastfeeding management for the clinician: Using the evidence.* (2ed). Sudbury, MA: Jones and Bartlett Publishers, Inc.

Watson, C. (2013). *Supporting sucking skills in breastfeeding infants.* (2nd Ed). Sudbury, MA: Jones and Bartlett Publishers.

Wight, N., Marinelli, K.A., & The Academy of Breastfeeding Medicine Protocol Committee. (2006). ABM Clinical Protocol #1: Guidelines for Glucose Monitoring and Treatment of Hypoglycemia in Breastfed Neonates. *Breastfeeding Medicine, 1,* 178-184.

Wight, N.E. (1998). Cup Feeding. *ABM News and Views,* 4(1), 1, 5.

Wight, N.E. (2001). Management of common breastfeeding issues. *The Pediatric Clinics of North America, 48*(2), 321-344.

Wood, J., Hineman, E., Meyers, D. & The Academy of Breastfeeding Medicine Clinical Protocol Committee. (2009). Clinical Protocol Number #19: Breastfeeding Promotion in the Prenatal Setting. *Breastfeeding Medicine, 4,* 43-45.

Woolridge, M.W., & Fisher, C. (1988). Colic, "overfeeding", and symptoms of lactose malabsorption in breast-fed baby: A possible artifact of feed management? *Lancet, 2*(8607), 382-884.

World Health Organization, UNICEF and Well Start International. (2009). Baby-Friendly Hospital Initiative: Revised, updated and expanded for integrated care. WHO Document Production Services, Geneva, Switzerland.

World Health Organization. (2003). *Global strategy for infant and young child feeding.* Geneva: Author.

Young, G.B., Lammers, C.R., & The Academy of Breastfeeding Medicine Clinical Protocol Committee. (2012). Clinical Protocol Number # 25 Recommendations for Pre-procedural Fasting for the Breastfed Infant: "NPO" Guidelines. *Breastfeeding Medicine, 7,* 197-202. doi: 10.1089/bfm.2012.998.

Índice

A

B

C